SkinReset®

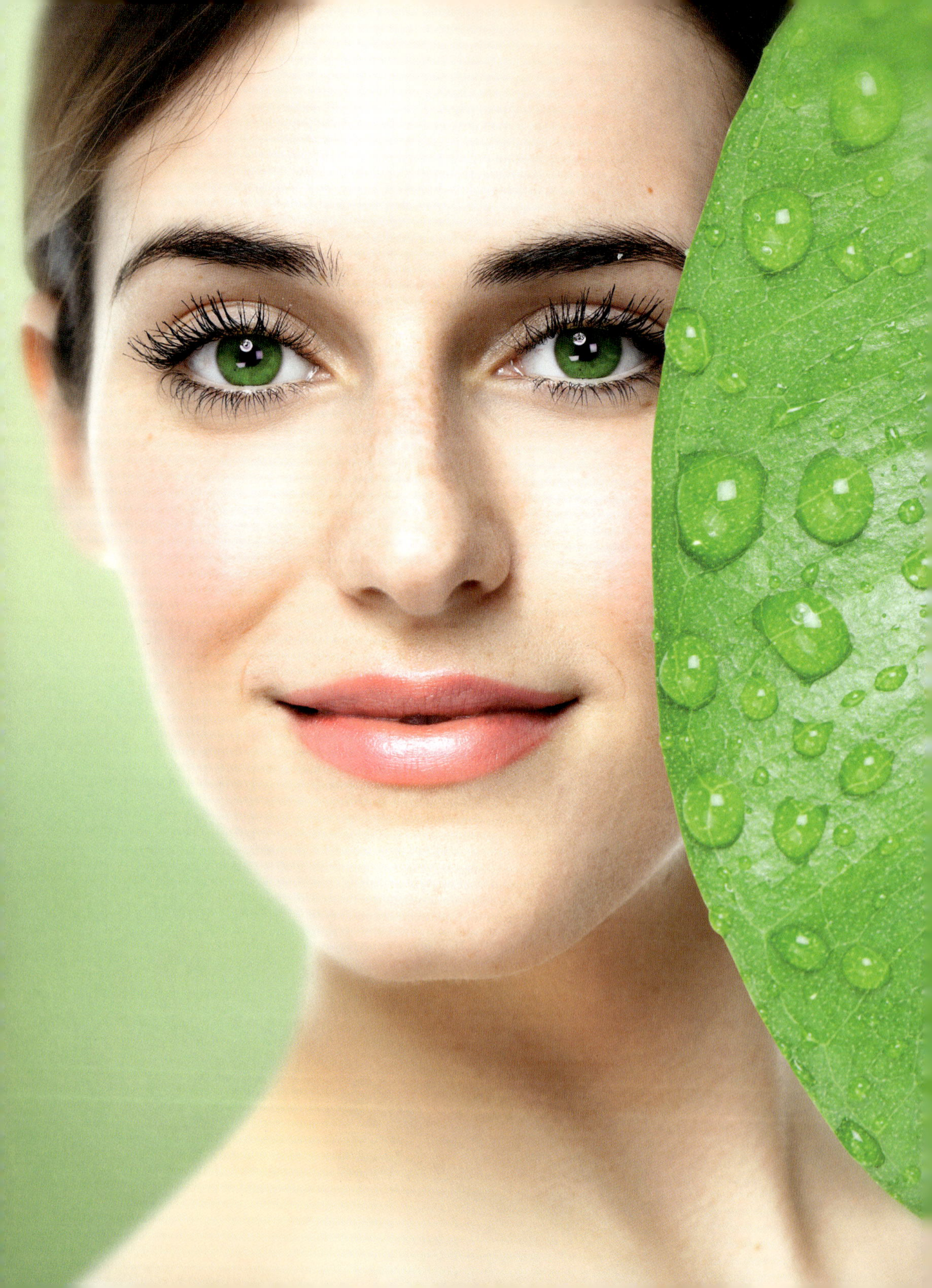

Fredy Gruber

SkinReset®
Das Schönheitsprogramm

Gewinnen Sie an
innerer und äußerer Ausstrahlung

Mit Kosmetik-Inhaltsliste
Worauf Sie beim Kauf achten sollten!

LifeReset® Verlag

Inhalt

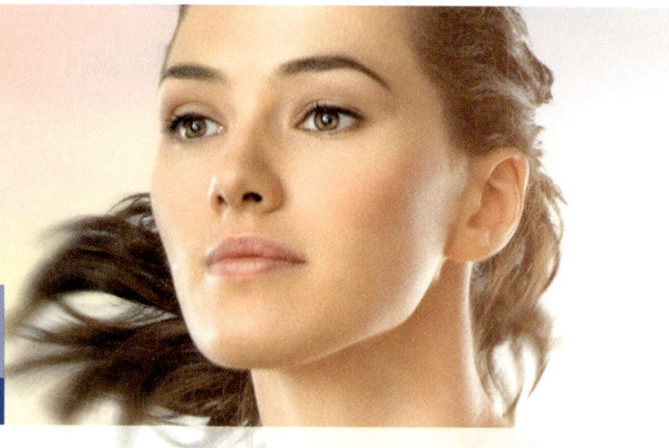

Schönheit ist Ansichtssache 10

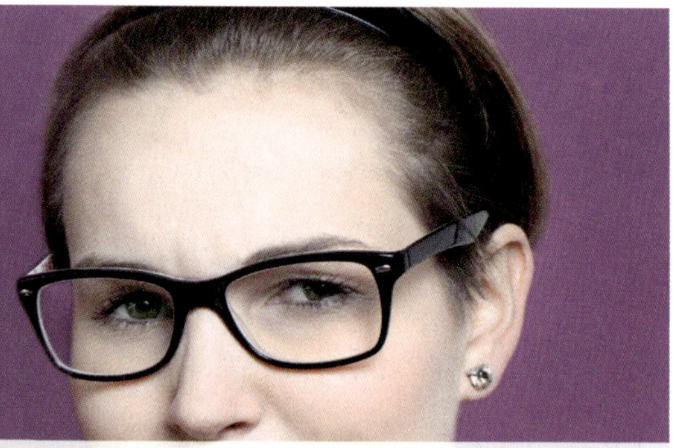

Sauer macht nicht immer lustig 26

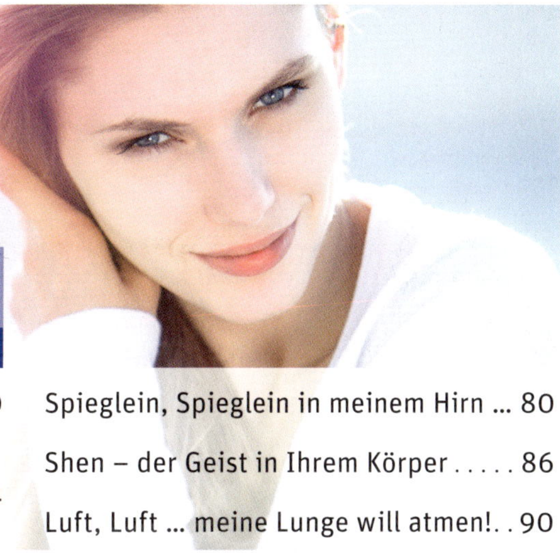

Wie innen, so auch außen 68

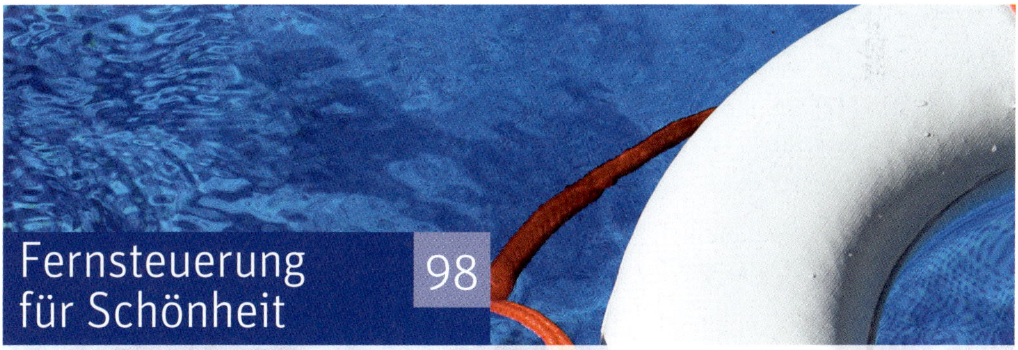

Fernsteuerung für Schönheit 98

Vorwort

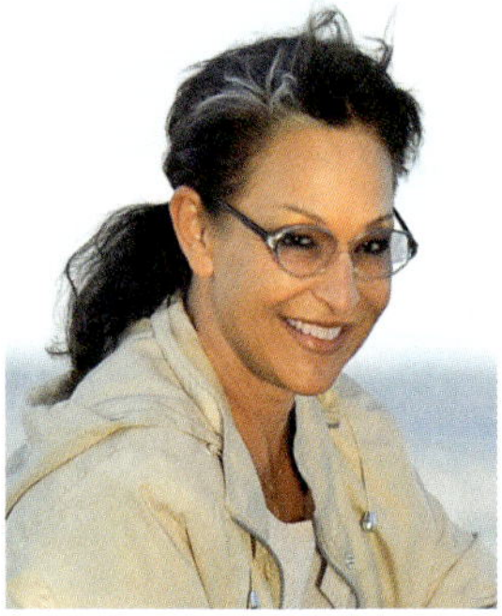

Vor mehr als 20 Jahren begann ich im eigenen Institut meine ganzheitliche „BodyReset“-Methode zu entwickeln, bevor ich sie 2003 in Buchform veröffentlichte und prompt einen Bestseller landete. Mit über 150‘000 verkauften Büchern ist BodyReset eines der erfolgreichsten Ernährungskozepte in der Schweiz. Ein wichtiger Teil meines Erfolgsprogramms ist die richtige Behandlung des grössten, menschlichen Organes – der Haut. Deshalb wurde zum „BodyReset“- Programm nun „SkinReset – Das Schönheitsprogramm“ entwickelt, welches sich im Schwerpunkt den Themen, Haut, Ausstrahlung, Erfolg und gutes Aussehen widmet.

Fredy Gruber, Autor des Buches *SkinReset,* beschäftigt sich bereits seit 20 Jahren mit dem Thema Haut und allem, was dazugehört, zum Beispiel Strahlkraft, Reflexzonen im Gesicht etc. Er hat seine Erkenntnisse in diesem ebenso spannenden wie humorvollen Buch zusammengefasst. Darin geht es um innere und äußere Schönheit – doch: Was ist Schönheit überhaupt? Wodurch definiert sich die Komplexität dieses »einfachen« Wortes?

Mit der Entwicklung und Herstellung der *BodyReset*-Vitalprodukte lässt sich diese Methode ideal mit dem *BodyReset-Programm* vereinheitlichen. Das Buch dient Ihnen als wunderbare Grundlage für Ihren Wissensaufbau, bietet Ihnen aber genauso eine unterhaltsame Anregung für den bewussten Umgang mit sich selbst. Unsere enge Zusammenarbeit entstand aus der Überzeugung, dass nur eine ganzheitliche Sichtweise den Menschen gesund, schön und glücklich machen kann. Beruflich verbindet *Fredy Gruber* wie kein Zweiter die westliche Naturheilkunde mit der Traditionellen Chinesischen Medizin, der Tibetischen Energiemedizin und weiteren ganzheitlichen Behandlungsformen.

Mit diesem Buch werden Sie viele neue, faszinierende Seiten des Körpers, insbesondere der Haut, kennenlernen. Doch Sie werden auch mit der weniger schönen Tatsache konfrontiert werden, welche Inhaltsstoffe gängiger Pflegeprodukte uns die Industrie als harmlos verkauft: Täglich freuen wir uns über die scheinbar wundersame Wirkung unserer Duschmittel, Shampoos, Deos, Bodylotions ..., die uns von der Werbung verführerisch suggeriert wird.
Was aber ist in diesen Produkten wirklich enthalten? Welche Inhaltsstoffe werden den Konsumenten verschwiegen? Was dürfte eigentlich gar nicht enthalten sein?
Ich möchte mich ganz herzlich bei *Fredy Gruber* dafür bedanken, dass er seine Zeit und sein exzellentes Wissen in diesem Buch zur Verfügung stellt. So wie ich mit Herzblut und Liebe die *BodyReset-Methode* entwickelt und die Bücher dazu geschrieben habe, so leidenschaftlich entwickelt er *BodyReset-Vitalprodukte* und die *SkinReset-Vitalkosmetik*.
Nach dem Lesen dieses Buches werden Sie nicht nur mehr über alternative Behandlungsweisen und Kosmetik wissen, vielleicht werden Sie auch etwas zornig darüber sein, weil Sie sich bisher nicht besser informiert haben. Mit Sicherheit aber werden Sie ein kritischerer Konsument werden, der nicht mehr auf die endlosen Werbeversprechen der Kosmetikindustrie hereinfällt!

In diesem Sinne wünsche ich Ihnen spannende Lesestunden!

Mit herzlichen Grüßen
Ihre
Jacky Gehring

Warum *SkinReset* Ihrer Haut guttun wird

- Ihre Haut hat es verdient! Sie soll entspannt, harmonisiert und dabei gleichzeitig gestrafft und die Vitalität erhöht werden.
- Ihr Körper hat es verdient! Durch die Gesichtsreflexionen werden Organe harmonisiert, und ein Wohlgefühl breitet sich aus.
- Die Säure-Basen-Balance stellt sich ein. Durch den basischen Wert der *SkinReset*-Kosmetik kann der Körper Säure neutralisieren.
- Entschlackung und Entgiftung kann stattfinden. Die natürlich osmotische Ausleitung der Haut wird durch die basische Eigenschaft und durch viele Kräuterextrakte aktiviert.
- Falten werden reduziert. Durch die neueste Mitzellentechnologie gelangen entscheidende Wirkstoffe tief in die Haut. Das ist weltweit einzigartig.
- Neue Haut entsteht. Durch die moderne Stammzellentechnologie werden die Selbststeuerung, Verjüngung und Straffung der Haut erreicht.
- Die Haut wird genährt und gestrafft. Dank der außerordentlichen Wirkstoffe, kombiniert mit der Fünf-Elemente-Technologie, ist Regeneration wirklich möglich.

Versuchen Sie, sich immer wieder auf sich selbst zu besinnen: Wie geht es mir jetzt? Was wünsche ich mir? Wie kann ich das alles, was ich gelesen habe, Schritt für Schritt in meine Realität integrieren?

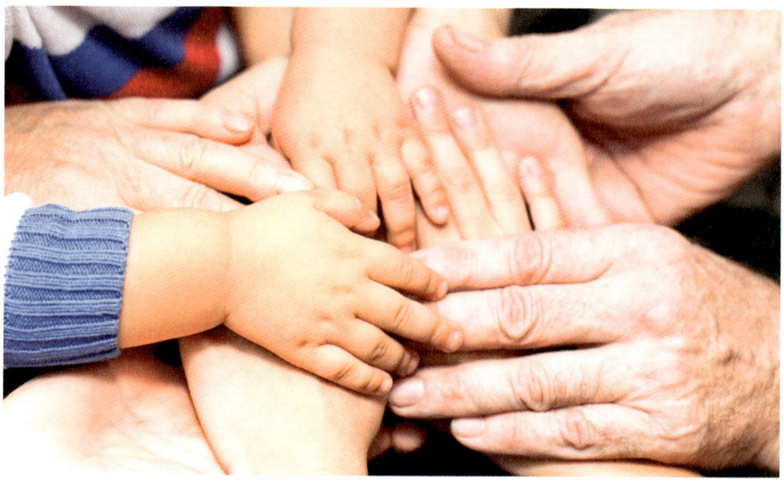

Wir alle gehen den Weg der Zeit, die Frage ist nur, wie wir ihn gehen wollen.

Die sieben Merkpunkte des *SkinReset*-Schönheitsprogramms

1 Ernähren Sie sich vital und gesund. Kleine Sünden zwischendurch sind erlaubt – die Seele braucht auch einmal Nahrung! Ernähren Sie sich nach *BodyReset*, und die Schönheit von innen über die Ernährung kann stattfinden.

2 Suchen Sie die Schönheit in sich, und erkennen Sie, dass Sie von innen heraus strahlen. Ihre Haut braucht die Regenerationskraft von innen. Es liegt einzig an Ihnen, diese zu nutzen. Der Jungbrunnen ist bereits in Ihnen installiert. Jeder Mensch hat ihn. Ob im Sexualchakra, über die Ausstrahlung und Rückkoppelung mit den Spiegelneuronen, über die regenerativen Qi-Läufe nach der Traditionellen Chinesischen Medizin; egal, wie wir es erklären: Sie – und nur Sie – haben die Kraft, die Systeme zu aktivieren!

3 Das *SkinReset*-Schönheitsprogramm berücksichtig die Funktion der Spiegelneuronen und deren Wirkung auf unser Wohlsein.

4 Verwenden Sie für Ihre Haut reine basische Kosmetik! Säure lässt die Haut absterben, welken und macht zudem krank. Der Säureschutzmantel ist ein Märchen.

5 Nutzen Sie die Kraft und Harmonisierung der Fünf Elemente (Yin und Yang), damit Ihre Reflexzonen ausbalanciert werden und Ihre Organe frei von Blockaden sind. Gerade über Körper- und Gesichtspflegeprodukte können Sie somit wirklich viel ausgleichen!

6 Berücksichtigen Sie den Einfluss der Organzeiten auf Gesundheit, Aussehen und Wohlgefühl.

7 Vermeiden Sie die Kosmetikinhaltsstoffe aus der Kosmetik-NoGo-Liste, und seien Sie kritisch, wenn Kosmetika irritierend billig sind! Sanieren Sie Ihren Darm, und aktivieren Sie Ihre Lunge! Sie sind die direkten Einflussorgane auf die Haut.

Und dann:
Herzlich willkommen an der Quelle Ihres Jungbrunnens!

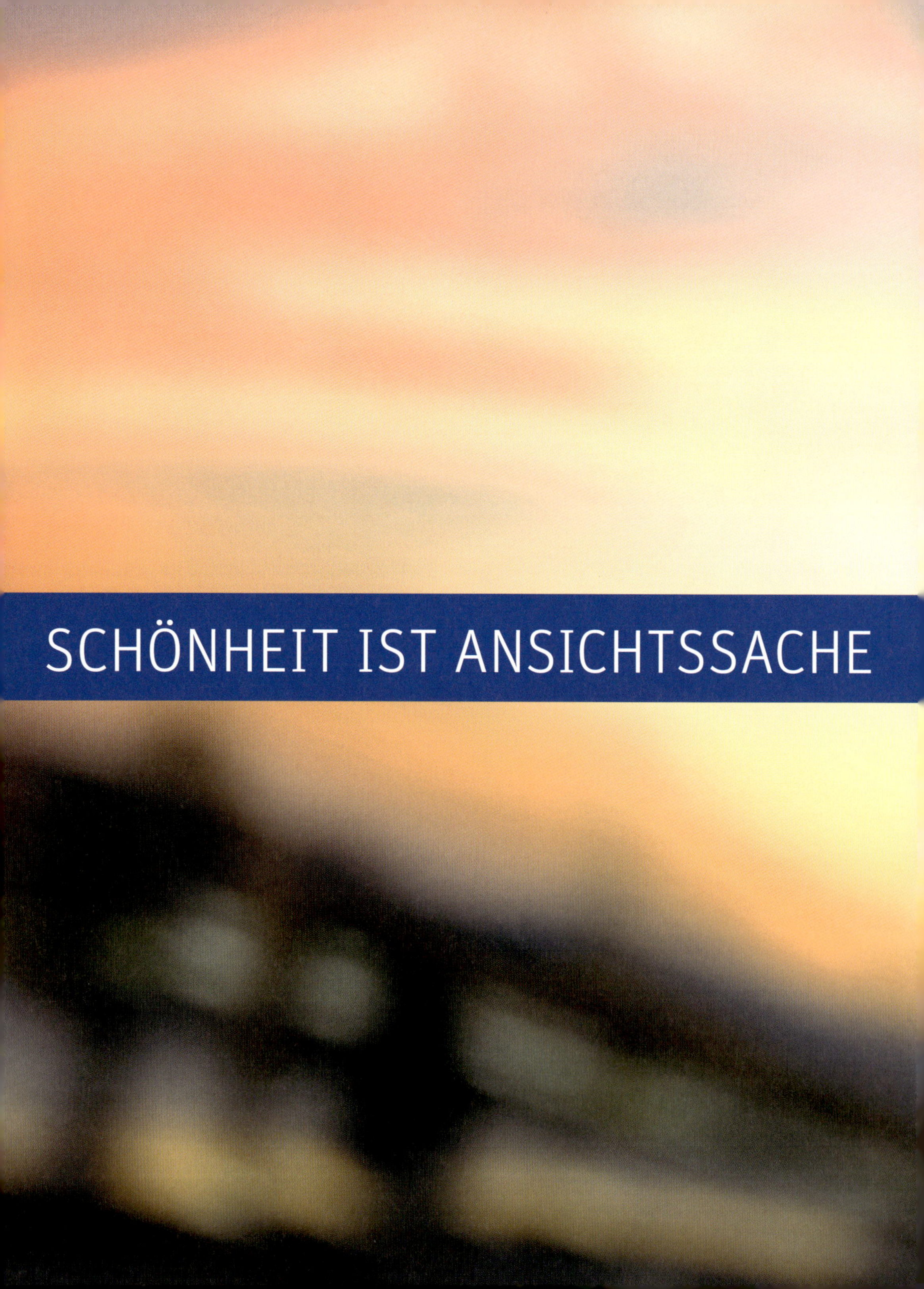
SCHÖNHEIT IST ANSICHTSSACHE

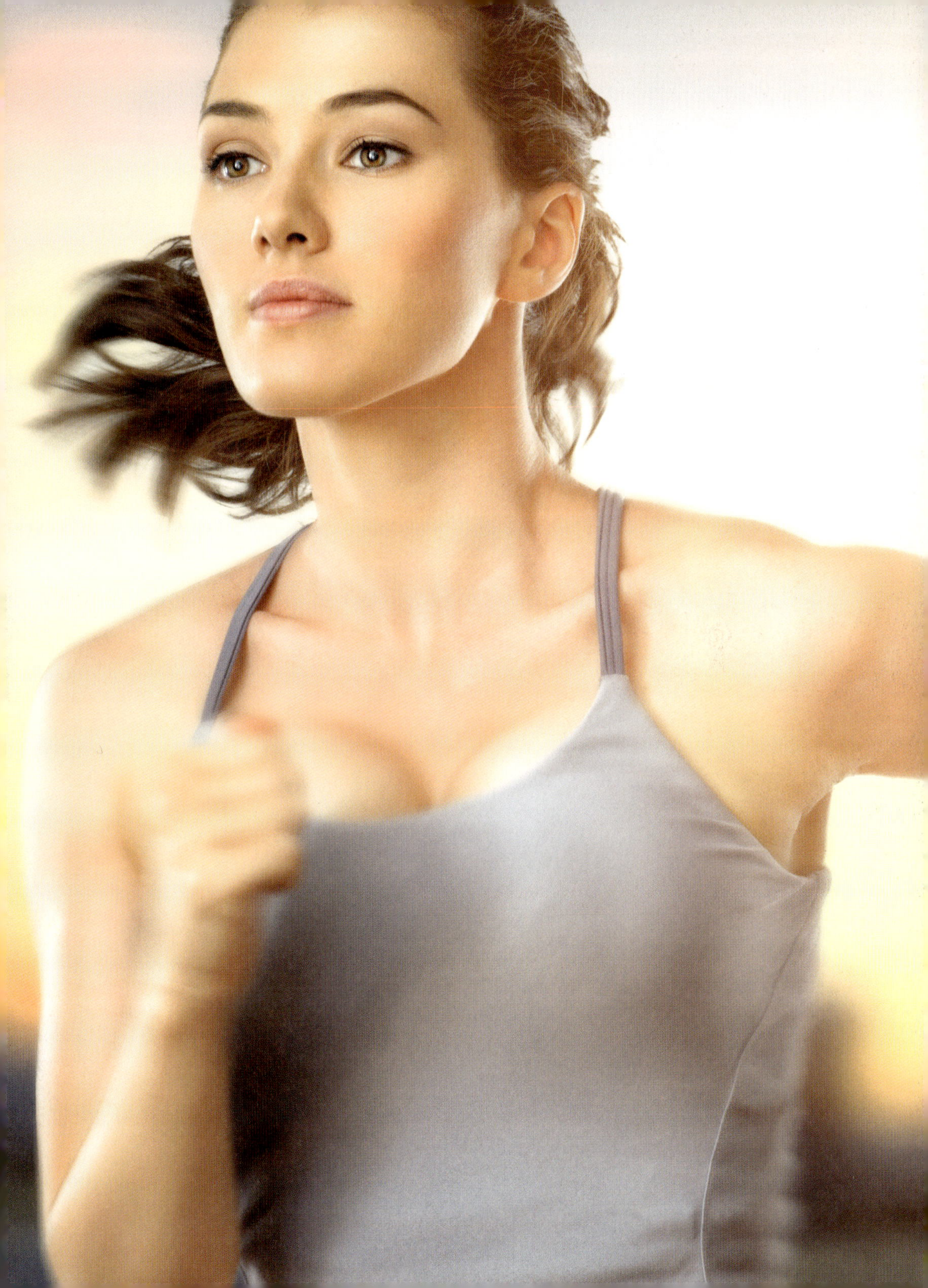

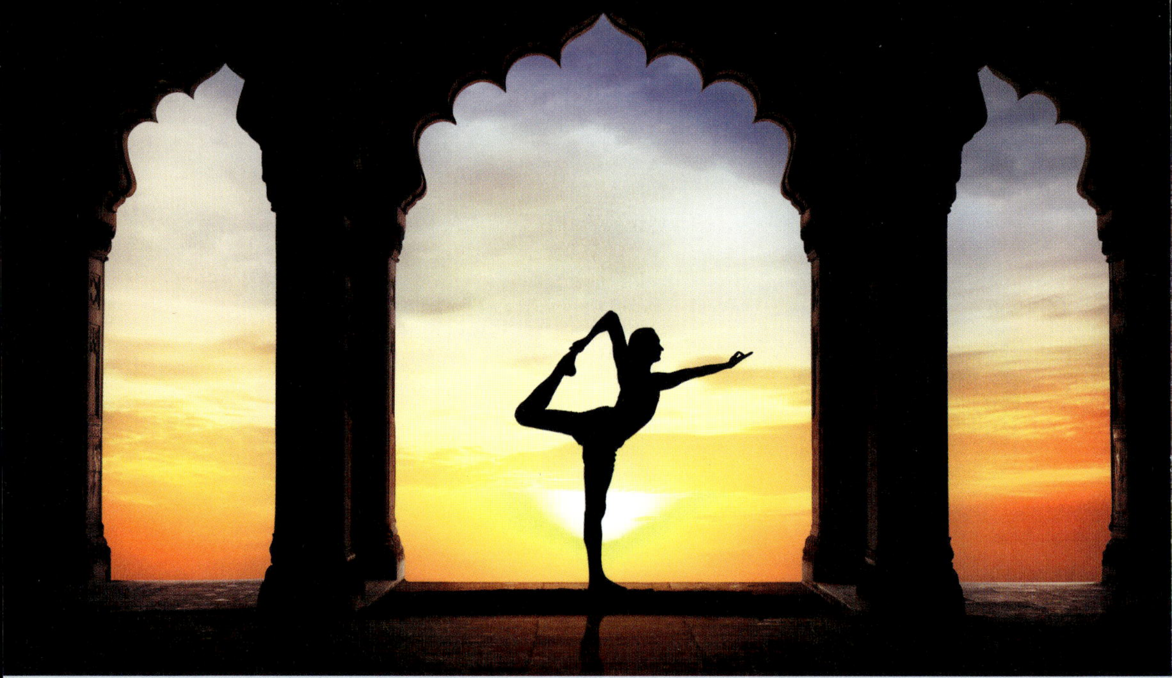

Der Jungbrunnen

Meine Lieben! Es freut mich, dass wir uns in den nächsten Stunden aktiv austauschen können.
Ja, Sie lesen richtig: Nicht nur mein, auch Ihr Denkvermögen ist in diesem Buch gefragt.
Vorerst eine Bitte: Ich verwende grundsätzlich nur eine Anredeform und meine damit alle Frauen, Männer, diejenigen, die ein bisschen beides sind, und auch diejenigen, die sich nicht ganz sicher sind, was sie denn sein wollen. Alle Lebensformen sind gleichermaßen willkommen. Und so lange es Sie glücklich macht und niemandem schadet, ist alles in Ordnung!
Wichtig ist aber Folgendes: Ich bin nur verantwortlich für das, was ich schreibe – nicht für das, was Sie daraus machen. Ich kann Sie anleiten, aber natürlich kann ich Sie nicht persön-

lich begleiten und sehen, ob Sie alles wirklich bis ins letzte Detail verstanden haben – »Wahrheit ist, was ankommt«. Aber auch wenn nur ein Teil des hier Beschriebenen bei Ihnen ankommt, bin ich sehr zufrieden. Vielleicht unterhalten Sie sich nach dem Buch mit anderen Menschen darüber.

Austausch ist eine sehr wichtige Sache. Speziell, wenn Sie Ihren Jungbrunnen finden wollen!

Jungbrunnen? Für was? Wieso? Sind Sie mit Ihrem Alter oder Ihrem Aussehen denn nicht zufrieden? Wollen Sie etwas ändern?

Was ist denn eigentlich jung? Wann ist man jung? Für die 80-Jährigen heißt das wohl, wenn man nochmals 50 wäre. Für die 50-Jährigen gilt dann schon 30–35 als ideal. Und für die 15-Jährigen? 18 oder 20 ... Denn dann will man noch älter sein.

Im Zusammenhang mit dem ominösen Jungbrunnen müssten wir wohl auch klären: Wie ist es, wenn wir uns jung fühlen, was heißt jung aussehen?

Jetzt einmal ganz ehrlich. Sie möchten in diesem Buch etwas über den Jungbrunnen lesen. Aber was genau erwarten Sie?

- Den Jungbrunnen als Verjüngung, damit man jünger und schöner aussieht?
- Den Jungbrunnen als Quelle des ewigen oder zumindest sehr langen Lebens (das mit dem ewigen bleibt uns leider verwehrt)?
- Einen Jungbrunnen, um Falten und Cellulite endlich wegzukriegen?
- Denken Sie beim Jungbrunnen an mystische, orientalische oder asiatische Welten, an Magie und Zauberer?
- Oder hätten Sie gerne ein paar Kräuter aus der Chinesischen Medizin zur Umkehrung des Alterungsprozesses?

Ich hätte noch einige andere Ideen. Aber konzentrieren wir uns zuerst einmal auf den Status quo.

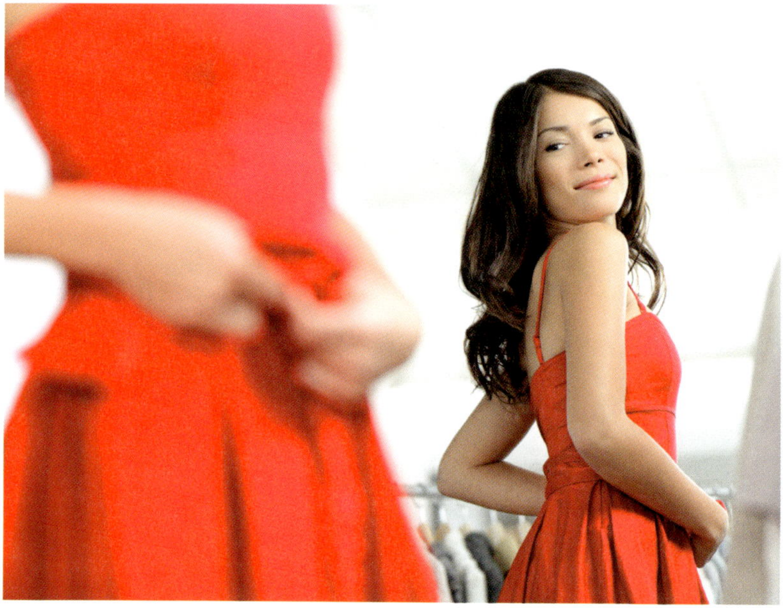

Die »perfekte« Schönheit erreichen Frauen mit etwa 28 Jahren, Männer mit etwa 35.

Wie alt sind Sie? Was denken Sie von sich selbst? Sind Sie für Ihr Alter fit genug? Wie sehen Sie aus, bezogen auf Ihre Jahre? Finden Sie, Sie hätten einen Jungbrunnen nötig?

Was ist es denn, was Sie mit einem Jungbrunnen erreichen möchten? Was wollen Sie gravierend ändern? Oder anders gefragt: Wem wollen Sie denn mit Ihrer neuen Jugendlichkeit imponieren? Oder sind Sie sich selbst so wichtig, dass Sie eigentlich nur für sich selbst in diesen Jungbrunnen springen möchten?

Nun gehen wir gedanklich einmal in eine andere Welt. Stellen Sie sich vor, Sie leben ganz alleine auf einer einsamen Insel. Ihr Leben ist erfüllt, Sie haben alles, was Sie benötigen – Essen, Trinken, Behausung, Wärme. Seit 20 Jahren haben Sie niemanden mehr gesehen. Sie sind allein und müssen davon ausgehen, dass Sie zeitlebens auch niemanden mehr sehen werden.

Welche Kosmetika würden Sie sich auf dieser Insel wünschen? Welchen Schönheitschirurgen hätten Sie denn gerne? Nächste Frage: Welches Designerkleid, hauteng, so dass man kaum darin laufen kann, aber dafür schön glitzerig, hätten Sie denn jetzt gerne? Welchen Friseur würden Sie wohl vermissen? Was für Schuhe? High Heels, gläserne Stöckelschuhe?
Für die Herren: welches Toupet? Armani- oder Boss-Hemd? Adidas oder Puma?

Am meisten wünschen wir uns Aufmerksamkeit. Wir wollen von unseren Mitmenschen wahrgenommen werden. Dies versuchen wir durch Äußerlichkeiten zu erreichen.

Genug? Es reicht?

Sie haben es verstanden. All diese Schönheits- und Repräsentationsprodukte hätten keinen Wert. Sie würden sich nach Literatur, Büchern, Wissen, Forschung und vor allem nach Unterhaltung jeglicher Art sehnen. Es gäbe für Sie keinen größeren Wunsch als einen Freund zu haben, um sich austauschen zu können. Ja, es wäre Ihnen sogar völlig egal, wenn Sie mit ein paar Menschen nackt auf der Insel leben würden. Es wäre einfach nur schön, wenn Sie endlich wahrgenommen werden würden und Ihre Anliegen mit jemandem teilen könnten.

Nun. Vielleicht erraten Sie jetzt bereits, um welchen Jungbrunnen es geht.
Sie möchten wahrgenommen werden. Im positiven Sinne. Am liebsten gelobt und verstanden. Sie möchten Anerkennung und sich in Freude mit anderen Menschen austauschen.
Das heißt, je mehr positive Energie Sie von anderen Menschen zurückerhalten, desto besser fühlen Sie sich. Und je besser Sie sich fühlen, desto attraktiver sind und wirken Sie. Und je attraktiver Sie nach außen wirken, desto schöner sind und wirken Sie.

Schönheit kommt also wirklich von innen. Per Definition ist schön, wer innerlich strahlt.

Nun, was ist mit diesem inneren Strahlen gemeint? Wer kann das definieren?

Kosmetik ist deshalb keineswegs unwirksam. Ganz im Gegenteil. Wenn wir diese Wirkkraft verstehen, dann werden wir uns immer noch genauso gerne pflegen. Denn je gepflegter, desto attraktiver. Aber Vorsicht: Gepflegt heißt nicht unbedingt overdressed oder überschminkt. Ob dann aufgespritzte Lippen, Omas mit Minirock und Opas mit kohlrabenschwarz gefärbten Haaren wirklich eine positive Wirkung auf andere Menschen haben, lassen wir einmal offen.

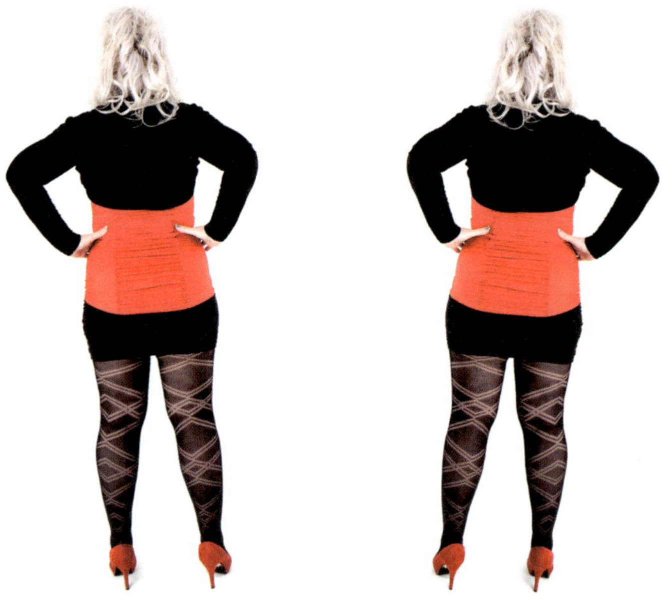

Viele Menschen haben das Gefühl, man nimmt sie so, wie sie sind, nicht wahr. Oder man liebt und beachtet sie zu wenig.

Ich bin nicht gegen Kosmetika, auch ein kleiner Schönheitseingriff kann bei echten Problemen wirklich in Ordnung sein. Doch wenn sich eine 45-jährige Dame zu einer Barbiepuppe umoperieren lässt, ist das nur noch peinlich.

Aber wieso machen diese Menschen diesen Unsinn? Natürlich, um Aufmerksamkeit zu erhalten. Sie sind auf einer Insel gestrandet. Obwohl sie inmitten großer Menschenmassen, in

Städten und Dörfern leben, sind sie vereinsamt. Sie fühlen sich zu wenig beachtet.

Leider geht die heutige Schönheitsindustrie davon aus, dass man einer Norm entsprechen muss, damit man sich sehen lassen kann. Glücklicherweise machen hier nicht alle mit. Aber wenn ich mir in einem Drogeriemarkt ansehe, was die Leute alles für einen Unsinn zusammenkaufen, dann macht man sich seine Gedanken.

Viele Menschen sehen in Kosmetika den Jungbrunnen. Das ist an und für sich eine gute Sache, denn man kann selbst mit Pflege- und Schönheitsprodukten viel Gutes stimulieren. In einem späteren Kapitel, in dem ich auf die Reflexzonen des Gesichts eingehe, erfahren Sie mehr darüber. Nur – mit Chemo, Schmieröl und zermahlenen Hühnerfüßen geht das definitiv nicht. Und damit meine ich die Industriekosmetik.

In diesem Buch suchen wir nun nach Ihren Ressourcen: Ihren Fähigkeiten, besser auszusehen, innere Schönheit auszustrahlen – sich einfach pudelwohl zu fühlen!

Suchen wir den Jungbrunnen in uns selbst. Versuchen wir zu verstehen, was denn Schönheit wirklich ist bzw. was sie sein soll.
Ob Sie geschminkt sind, mit Cellulite zu kämpfen haben, ob sich langsam eine Glatze abzeichnet oder Sie schon etwas Rundungen angesetzt haben – ich will, dass Sie am Schluss dieses Buches einen Input für sich gefunden haben und einfach schöner aussehen!
Und ich weiß, wir können das auch gemeinsam erreichen!

In dem Ratgeber »*BodyReset* – das Erfolgsprogramm« finden Sie umfangreiche Erklärungen zur Ernährung. Jacky Gehring beschreibt hier den einfachsten Weg, wie man mit guter, solider und gar üppiger, schmackhafter Ernährung auf sein Idealgewicht kommen kann. Dabei ist die Säure-Basen-Regulation wichtig.

Allerdings räumt sie dankenswerterweise mit dem Unsinn auf, dass saure Nahrung (z. B. Zitrone, Ananas usw.) basisch sein kann. Ein Irrtum, der in den meisten modernen Diäten nach wie vor kursiert.

»Ein Mann ohne Beharrlichkeit kann weder ein guter Schamane noch ein guter Arzt werden.«
Konfuzius

Ich versuche, Ihnen hier zu erklären, was denn ein Strahlen von innen wirklich bedeutet: aus heutiger medizinischer und psychologischer Sicht (z. B. Spiegelneuronen), aber vor allem auch aus Sicht meiner Heimat, der Traditionellen Chinesischen Medizin (TCM) – allerdings sehr schweizerisch adaptiert und weiterentwickelt. Für uns sind Emotionen sehr wichtig, in der TCM ist es nur ein Randgebiet.

Ich werde Ihnen Tipps geben, worauf Sie bei Kosmetika achten sollten, damit Ihr größtes und stärkstes Kommunikationsorgan wieder aktiv wird. Kommunikation, also der Austausch mit anderen Menschen, ist bekanntlich der Jungbrunnen, der uns aktiv und attraktiv hält. Gleichzeitig muss ich Sie aber auch etwas ermahnen. Es gibt Inhaltsstoffe, die definitiv nicht in die Kosmetika gehören. Sie erhalten dazu eine Kosmetik-Inhaltsliste, worauf Sie beim Kauf achten sollten! Nun. Kümmern wir uns erst einmal um Ihre Schönheit!

Emotionen sind die Grundlage für Gesundheit und Schönheit. Ohne Emotion wirkt alles leer und oberflächlich.
Mit Emotionen entsteht Schönheit von innen.

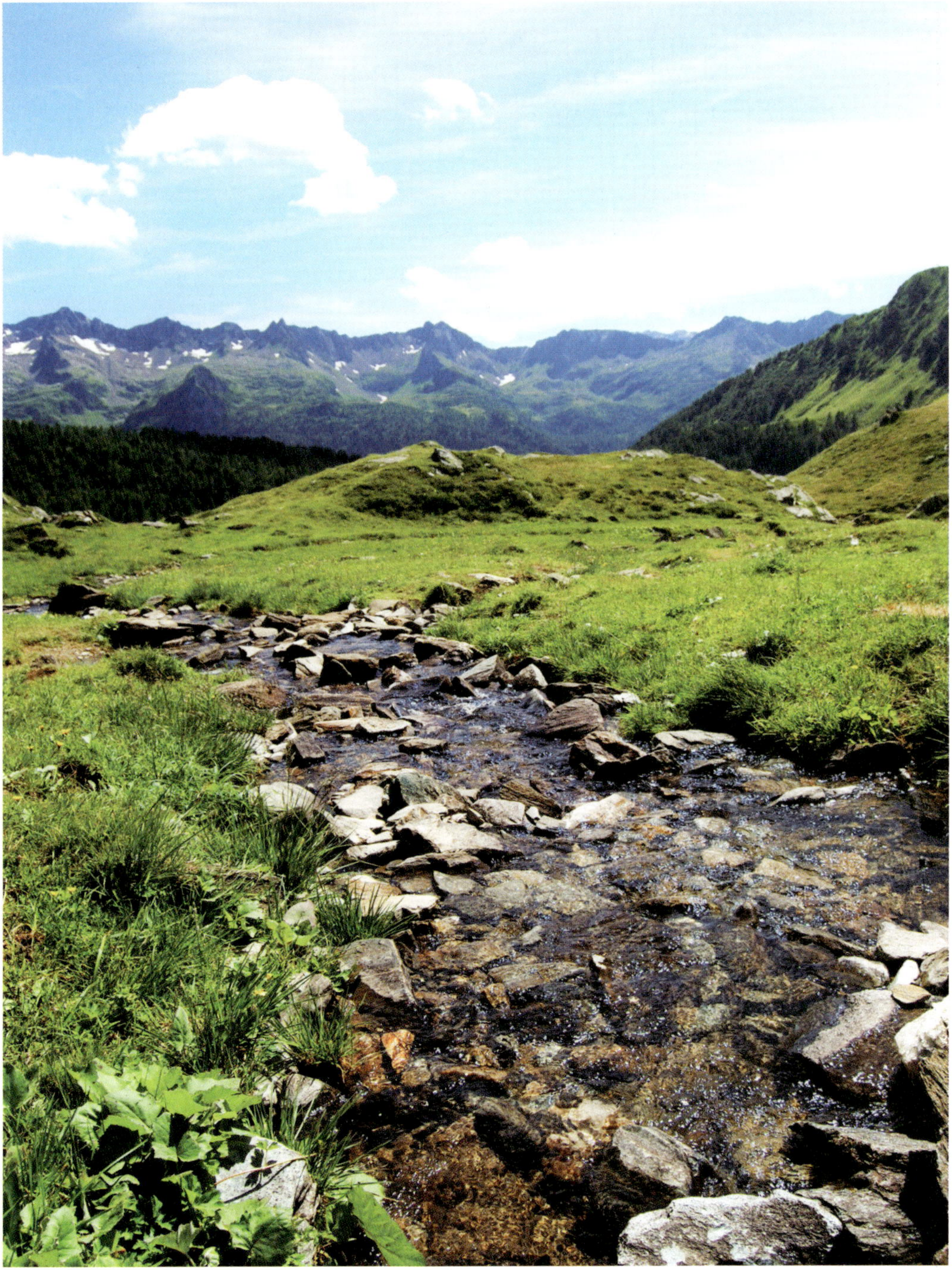

Schönheit aus der Natur schöpfen mit TCM aus der Schweiz

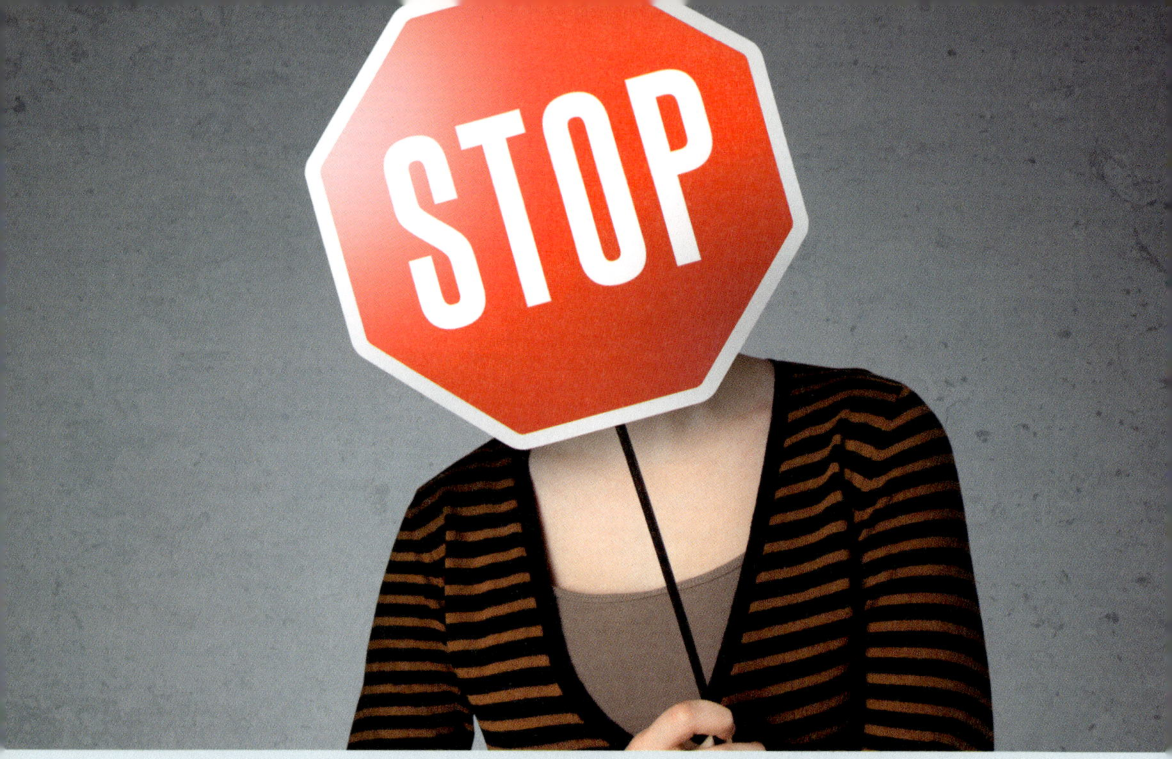

Sind Sie wirklich so hässlich?

Stellen Sie sich einmal vor, Sie wären schön.
Wie würden Sie dann aussehen?
»Was fällt Ihnen ein. Ich BIN doch schön!«, werden Sie wohl antworten!

Sorry, aber meine Frage basiert auf einer Erhebung. Dieser Erhebung zufolge sind die allermeisten Menschen mit ihrem Aussehen nicht wirklich zufrieden: »Da wäre meine Nase, die ist etwas krumm, meine Hüften sind zu breit, die Falten um den Mund stören mich und der Pickel neben der Nase, die Zähne sind nicht perfekt ...«

Also. Wie wären Sie, wenn Sie perfekt wären?

Studie-Umfrage: Schönheit und Schönheitschirurgie

Ergebnisbericht für Deutschland, 31.8.2008:

Bedeutung des Aussehens
Mehr als drei Viertel der Befragten sind der Meinung, dass es schöne Menschen in unserer Gesellschaft oft leicht haben. 72 % (Top 2 Boxes) glauben, dass ein gutes Aussehen heute wichtiger ist als früher, auch im Hinblick auf den privaten oder beruflichen Erfolg (55,9 %). Zugleich sind knapp drei Viertel der Befragten (74,3 %) der Ansicht, dass jeder für sein Aussehen selbst verantwortlich ist.

Selbstwahrnehmung/Einschätzung des eigenen Äußeren
84,1 % (Top 2 Boxes) der befragten Frauen fühlen sich von ihrem Partner so geliebt wie sie sind. Trotzdem würde über die Hälfte der Befragten (56,8 %) gerne etwas an ihrem Aussehen ändern.

Problemzonen
Lediglich 17 % der Befragten geben an, dass sie ihren Körper so mögen, wie er ist. Ganze 83 % der befragten deutschen Frauen sind also mehr oder weniger unzufrieden mit einem oder mehreren Körperteil(en).

83 % aller Frauen sind mit ihrem Körper mehr oder weniger unzufrieden, wie zahlreiche Studien belegen konnten. Mal ist es die Nase, mal sind es die Hüften, mal die Falten um den Mund, und mal sind es die Zähne, die nicht perfekt sind …

Ja, jetzt geht's los. Jetzt suchen Sie sicher nach Bildern in Ihrem Kopf. Wahrscheinlich von perfekten Menschen, die Sie im Fernsehen oder in Zeitschriften gesehen haben.

Oder sind Sie schon am Zweifeln?

Wen würden Sie denn als schön bezeichnen? Außer Ihrem Lebenspartner natürlich, sofern Sie einen haben. Oder? Wie sieht denn Ihr Lebenspartner aus? Muss ja wirklich schön sein, sonst hätten Sie sich doch nicht verliebt. Oder kommt es Ihnen nur so vor, als ob Ihr Lebenspartner schön wäre?

Woran liegt denn das?
Aha, jetzt haben wir ein Dilemma.

Was ist eigentlich schön? Wer bestimmt denn, wer und was wirklich schön ist?
Eine Frage an Sie (Sie merken, Sie müssen in meinem Buch mitdenken). Stellen Sie sich vor: Vor Ihnen steht Ihre Oma. Sie ist 80 Jahre alt. Graues Haar, Falten im Gesicht, die Hände sind rau vom Arbeiten, sie trägt eine Schürze. Sie steht gerade vor Ihnen und strahlt, weil sie sich freut, Sie zu sehen.

Kann eine Oma mit 80 Jahren, faltig und mit weißem Haar, schön sein? Natürlich, ja! Aber warum?

Nun die Frage: Kann die Frau schön sein?

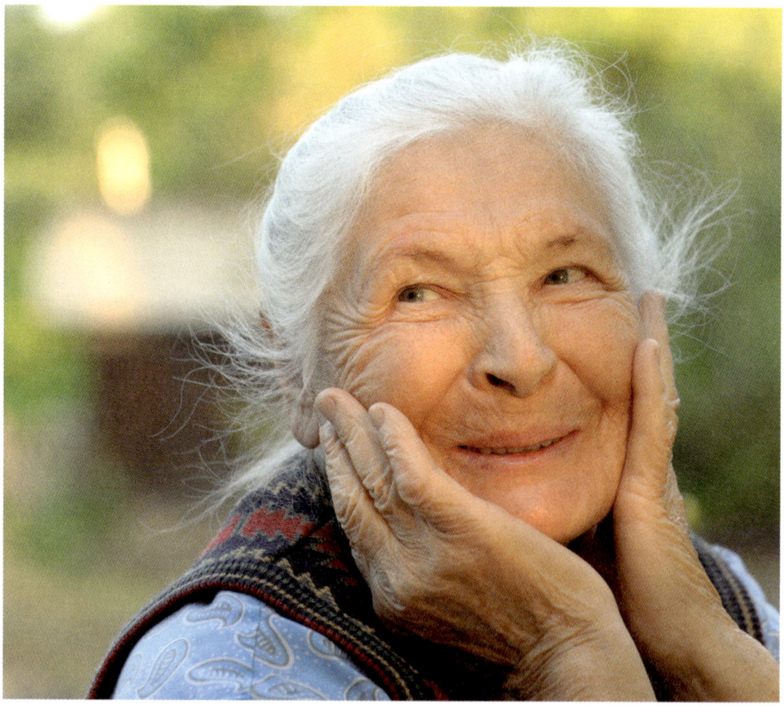

Sind wir nicht von Natur aus schön? Und das in jeder Lebensphase?

»Aber ja« werden Sie antworten. »Sie strahlt doch richtig! Man hat das Gefühl, dass sie glücklich ist und auf ein erfülltes Leben zurückschauen kann. Natürlich finde ich sie schön.«

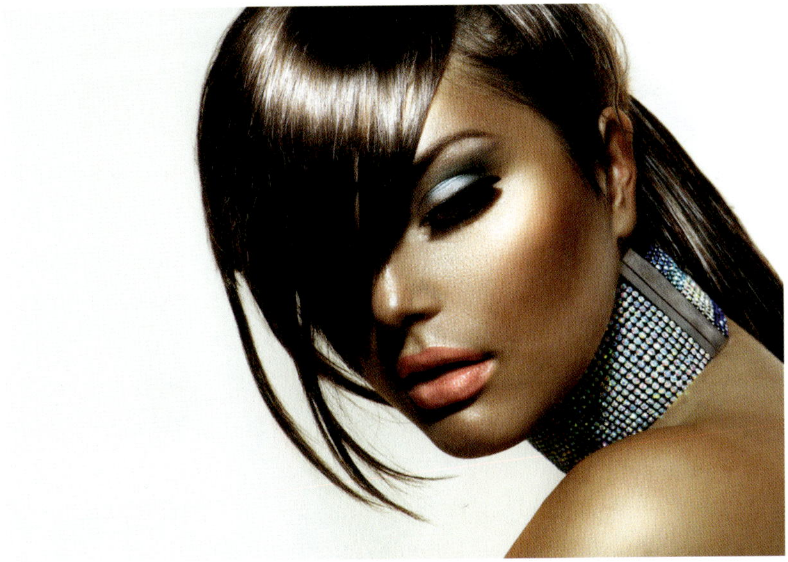

Perfekt geschminkt und gestylt – sollen wir rund um die Uhr so aussehen?

Nun, wie kann das sein? Da sagt uns die Modeindustrie, Frauen sollten die Maße 90/60/90 haben, ihre Haut muss faltenfrei, der Busen straff sein, natürlich sind sie voll geschminkt – bei Männern wiederum heißt es, Sixpack statt Bierbauch, volles Haar usw. Aber, wer hat diese Normen erfunden?

Schauen Sie sich einmal die üppigen Damen auf älteren Gemälden an. Ob in der Kirche oder bei Rubens – Sie hatten damenhafte Figuren.

Wer hat denn erfunden, dass Frauen heute aussehen müssen wie Strichmännchen von Picasso?

Wer bestimmt, was schön ist?

Ich will nicht behaupten, dass es nicht erstrebenswert ist, Ideale zu verfolgen. Eine schöne glatte Haut, volles Haar, keine Cellulite, eine tolle Figur – das alles kann wünschenswert sein. Kann, muss aber nicht. Aber:

> ! Wahre Schönheit kann nur von innen kommen!

Die Haut strahlt. Von innen. Mit der richtigen Einstellung können wir dieses Strahlen selbst hervorbringen. Und wir können unsere Haut dabei auch aktiv von außen unterstützen. Kosmetisch? Auch das.

Wir sind allerdings der Meinung, dass man der Haut vor allem helfen, muss zu atmen. Wir wollen ihre Funktion stärken, ihr helfen, aktiv auszuleiten und zu entsäuern. Dann entwickelt sich automatisch ein perfektes Hautbild. Dann strahlt sie. Und unser Strahlen steckt die Menschen um uns herum an (siehe Spiegelneuronen, Seite 77 ff.). Davon profitieren wiederum auch wir – das Strahlen kommt zurück, und wir strahlen noch mehr.

Es liegt also nur an Ihnen, ob Sie wirklich schön sind oder nicht. Kein Chirurg und keine Kosmetik können dieses Strahlen hervorzaubern.

Aber wir können viel dafür tun, dass Sie sich wohlfühlen und Ihnen automatisch eine Leuchtkraft innewohnt, die alle um Sie herum ansteckt und Sie von innen heraus strahlen lässt.

Aber bevor ich Ihnen zeige, wie Sie Ihre Ausstrahlung verbessern, möchte ich Ihnen zuerst einmal einige Funktionen der Haut erklären.

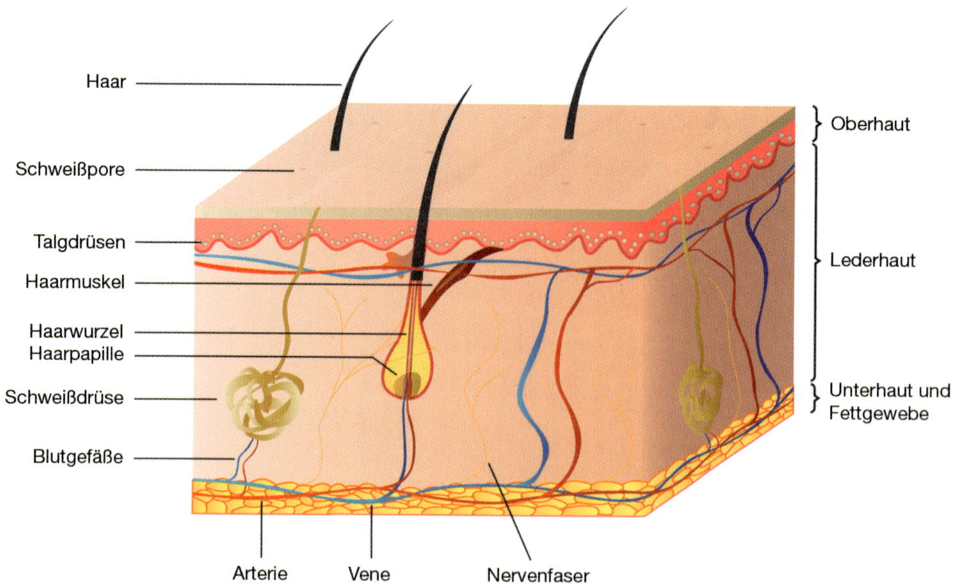

Keine Angst, ich mache kein Anatomie-Monster aus Ihnen. Welche Struktur der Haut welche Funktion hat, ist für uns hier sowieso unwichtig. Ich möchte Ihnen aber Ihre Haut einmal ausbreiten und will Sie staunen lassen über dieses größte Organ, über das Sie DIREKT zu Ihren inneren Organen gelangen! (Dazu mehr im Buch im Zusammenhang mit den Reflexzonen, S. 96. ff).

Sie sollten sich jedoch gleich zu Beginn des Buches darüber im Klaren sein: Wir sprechen hier nicht einfach über eine kosmetisch veränderbare Oberfläche, sondern über Ihre körperliche (und energetische) Grenze! Denn die Haut ist Ihre Grenze zwischen innen und außen. Sie – und nur sie – entscheidet, was hineinkommt und was herausdarf!

Nun werden Sie sagen: »Aber über die Lunge (Atmung) und den Darm (Verdauungsaufnahme) wird ja genauso viel ausgetauscht?«

Die Haut ist unser größtes Organ. Die Hautoberfläche eines erwachsenen Menschen umfasst 1,5 bis 2 m^2.

Richtig! Sehr aufmerksam.

Ich merke, Sie sind ein Experte!

Ich darf Ihnen dazu einfach sagen, dass Lunge und Darm aus Sicht der Traditionellen Chinesischen Medizin und über die Evolutionsgeschichte erklärbar Bestandteile der Haut sind.

Eigentlich sind die Lunge und der Darm nichts anderes als umgestülpte Haut im Körperinneren.

Was ist ihre Funktion? Dieselbe! Aufnehmen und Abgeben. Die Lunge die Luft und das Kohlendioxid, der Darm die Nahrung und die Stoffwechsel-Abfallprodukte.

Und die Haut? Nimmt Sauerstoff, Licht und Nährstoffe auf und leitet Wärme, Säure und Abfallstoffe aus.

Sprechen wir also von der Funktion der Haut. Und – was hat es eigentlich mit dem »Säureschutzmantel« auf sich?

SAUER MACHT NICHT IMMER LUSTIG

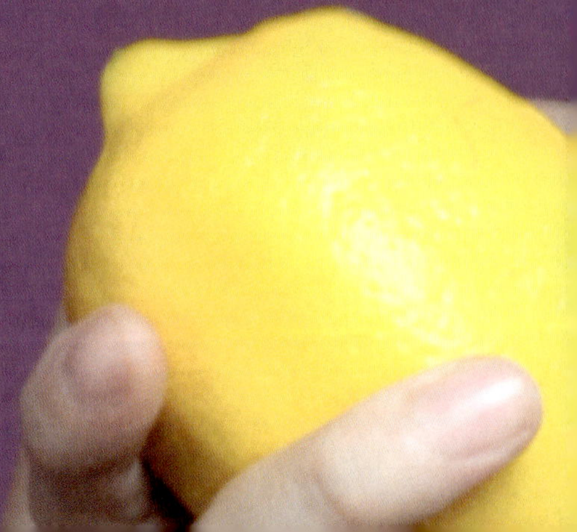

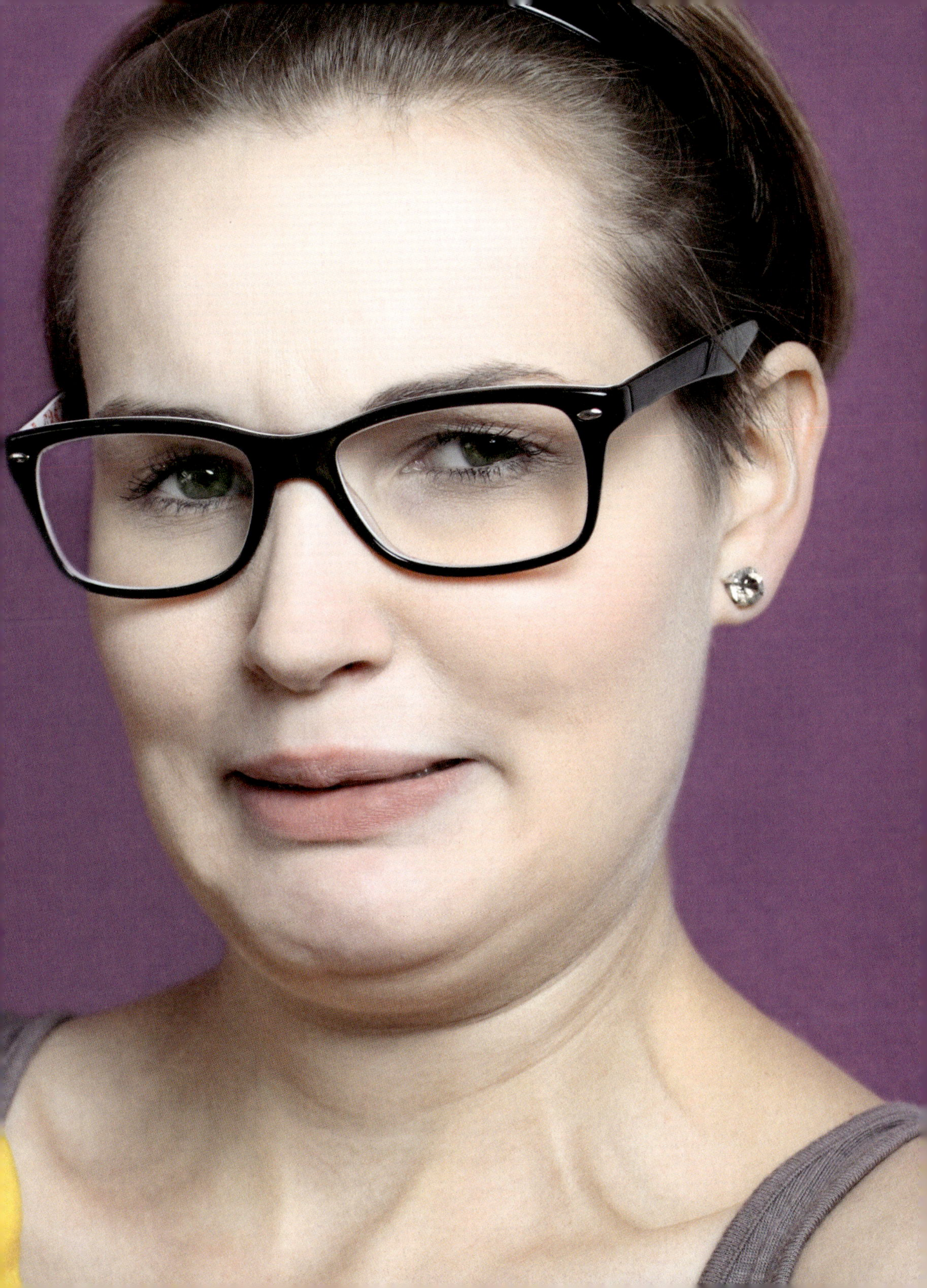

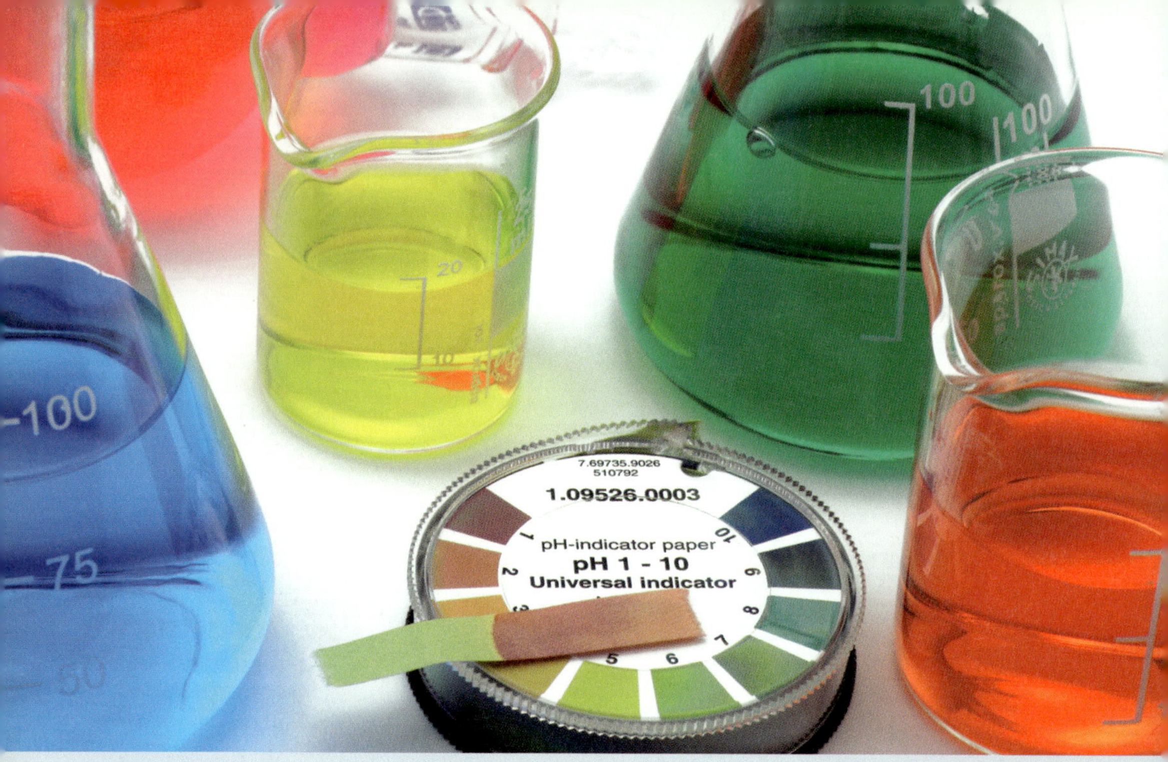

Es war einmal ein Säureschutzmantel ...

... und wenn er nicht gestorben ist ...

Die Erde ist eine Scheibe, und die Haut braucht einen Säureschutzmantel (pH-Wert 5,5).

Zuerst einmal: was bedeutet denn pH? Sicher haben Sie in der Schule einmal was davon gehört. Auch kennt man es von Urinteststreifen, dem sogenannten Lackmuspapier.

Die Abkürzung pH heißt *pontentia hydrogenii* und ist eine Maßeinheit, die Säuren und Basen unterscheidet. Als Norm gilt 7,0. Ab 7,1 sprechen wir von basisch, 6,0–7,0 ist im Neutralbereich, und ab 5,9 abwärts ist es dann sauer.

Pro pH-Einheit nimmt die saure oder basische Wirkung um den Faktor 10 zu.

Das heißt, 4,0 ist 10 x saurer als 5,0.
Demzufolge ist 4,0 = 100 x (10x10) saurer als 6,0 und gar 1000 x saurer als 7,0.
Eine moderne, neumodische Kosmetik mit pH 5,2 ist demnach ca. 100 x saurer als eine basische Kosmetik mit z. B. 7,2 oder gar mehr als 10 000 x saurer als ein gutes Bambus-Badesalz (pH-Wert 9,5).

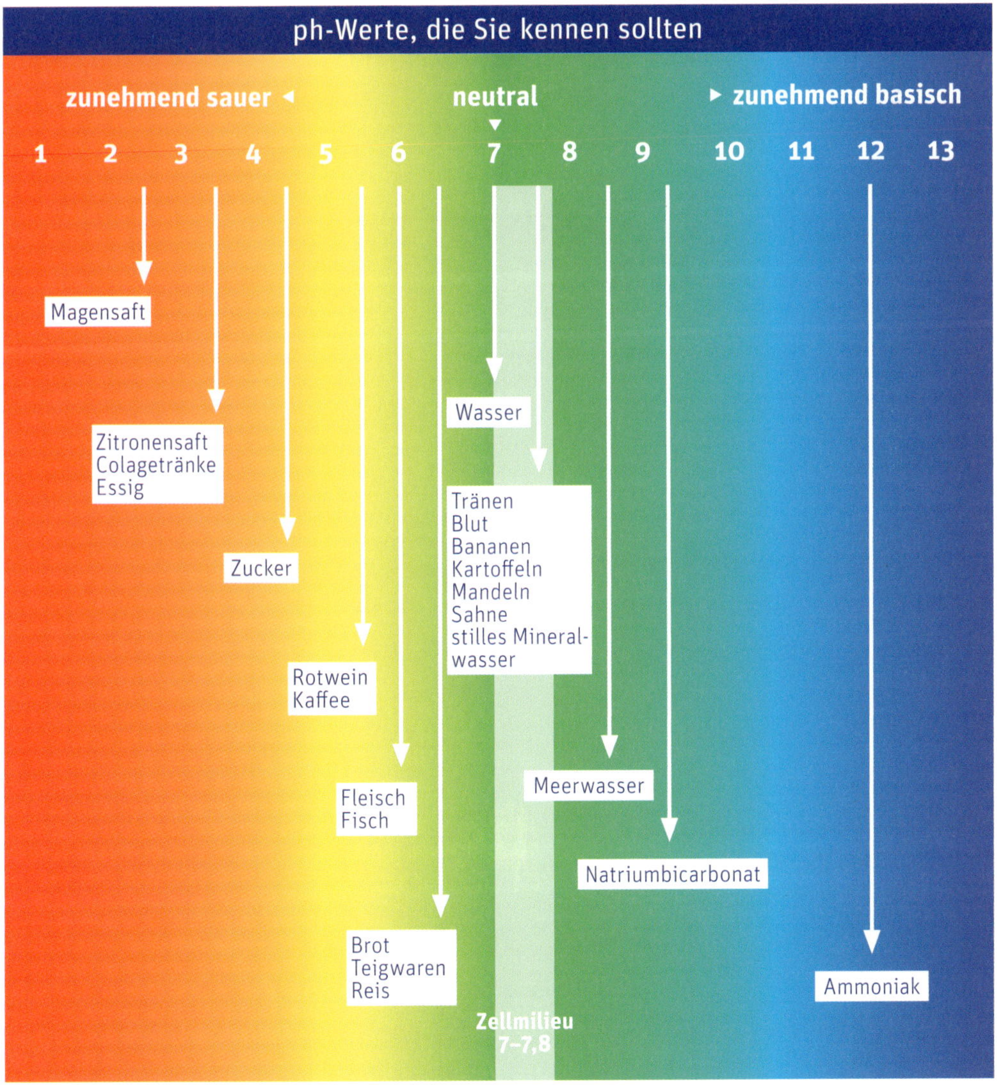

Heute heißt es, es gäbe einen Säureschutzmantel, der sei normal. Woher kommt diese Aussage?

In den 50er-Jahren hat man in Deutschland begonnen, Bundeswehrsoldaten empirisch auf verschiedene Daten hin zu untersuchen. Man bestimmte die Blutfettwerte (Cholesterin), den Harnsäurespiegel (Urinteststreifen) und auch den pH-Wert der Haut.

Das Durchschnittsresultat in den 60er-Jahren war ein Wert von 6,0 bis 6,2. Und das bei Soldaten, also jungen Kerlen, die sehr wohl aktiv und trainiert waren und dabei auch recht emsig Ausdünstung und Schweiß produzierten. Schweiß ist sauer.

Wenn man nun die gesamte Bevölkerung getestet hätte, wäre in den 60ern wohl ein relativer Wert von ca. 6,5 erreicht worden. Also durchaus säurebasenneutral.

Und heute? Der Durchschnittswert der Bundeswehrsoldatenhaut liegt bei ca. 5,0 bis 5,2. Also rund 10 x saurer als noch vor rund 50 Jahren!

Das heißt, unsere Haut ist heute im Durchschnitt rund 1 pH-Wert saurer geworden – in nur 50 Jahren!

Woher kommt diese Übersäuerung, wieso ist unsere Haut heute so sauer?

Die einfache Antwort: schuld daran sind Körperpflegeprodukte aller Art und übersäuernde Ernährung. Dazu kommen noch Stress und Elektrosmog – also alle modernen Errungenschaften der Industrie.

Eine der vielen wichtigen Funktionen unserer Haut ist das Ausleiten – nebst den toxischen Stoffen, die wir durch die Umwelt und Ernährung aufnehmen, auch die der normalen Stoffwechselproduktion. Ein Teil gelangt über die Nieren und die Blase aus dem Körper, das nicht Ausgeschiedene leitet die Haut mit dem Schweiß aus! Vor allem gelangen so auch viele Säuren aus dem Körper. Von diesen haben wir meistens sowieso schon viel zu viele im Depot, da wir täglich Unmengen davon produzieren!

Schweiß hat einen pH-Durchschnittswert von gut 5,0. Ausnahme bilden die Schweißsekrete unter den Achseln, im Genitalbereich und an den Brustdrüsen. Diese Ausdünstungen liegen im pH-Bereich von 7,2.

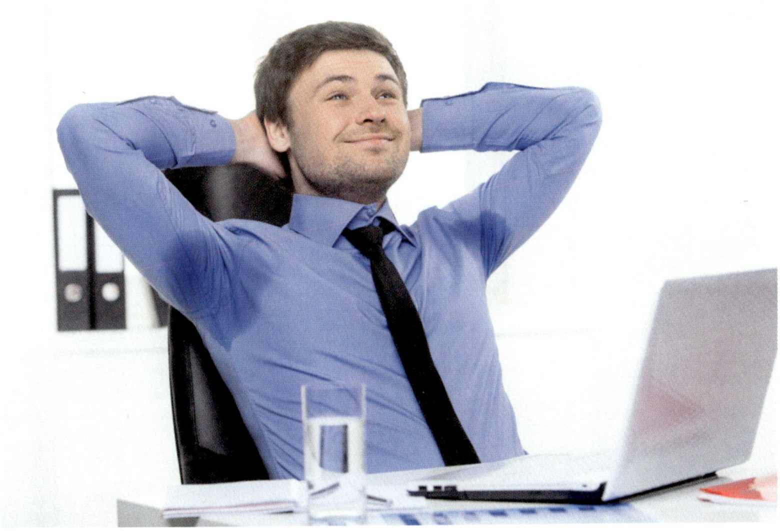

Unser »Abfallbeseitigungssystem« ist richtig sauer.

Aber der Rest unserer Ausleitung ist sehr sauer. Diese Säure gelangt nun an die Hautoberfläche. Durch den Schweiß wird die natürliche, NEUTRALE Haut mit einem pH-Wert von 7,36 bis 7,44 (blutidentisch) sauer. Nicht dass das optimal wäre, aber die Säure der Ausdünstung muss ja irgendwohin. Und die Natur hat dieses Abfallbeseitigungssystem so eingerichtet. Jetzt gehen einige Menschen hin und prüfen die Haut in diesem Zustand, also mit Schweiß auf der Hautoberfläche. Resultate wie pH-Werte von 5,2 oder 5,5 und dergleichen scheinen als Mischwerte zwischen der neutralen Haut und dem sauren Schweiß verständlich. Das Ergebnis wird auch verfälscht, wenn man kurz zuvor noch mit einem Duschmittel geduscht hat, das einen pH-Wert von 5,5 aufweist, und sich anschließend mit einer sauren Bodylotion eingecremt hat. Wie soll denn da bitte eine richtige Auswertung zustande kommen? Eine eher bedenkliche Schlussfolgerung wäre nun, hinzugehen und anzunehmen, dies wäre der normale pH-Wert der Haut. **Liebe Leser!** Wenn Sie einen Liter kaltes Wasser aus Ihrem Wasserhahn entnehmen und in einen Topf mit einem Liter siedendem Wasser schütten, dann die Temperatur messen und feststellen, dass die zwei Liter Wasser in dem Topf nun 55 Grad warm sind, werden Sie auch nicht behaupten, aus Ihrem Kaltwasserhahn fließt 55 Grad warmes Wasser. Oder doch? Aber einige Kosmetikhersteller machen das. Sie verkaufen Ihnen seit einigen Jahrzehnten Kosmetika mit einem »neutralen« pH-Säurewert von 5,5 als gesund.

Unsere Haut ist vielfach einfach überfordert. Wir sollten uns die Versprechungen der Kosmetikindustrie genau ansehen!

Was passiert nun mit der Haut, wenn Sie täglich diese sauren Kosmetika verwenden?

Die Haut kann sich nicht mehr regenerieren. Normalerweise baut sie die Säure nach dem Schwitzen langsam wieder ab.

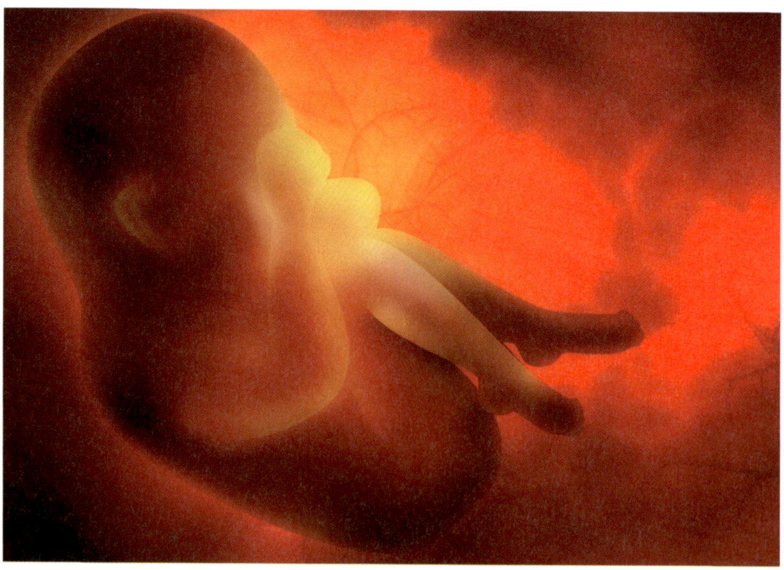

Optimale Säure-Basen-Verhältnisse herrschen im Mutterleib.

Ihr Ziel ist es immer, wieder eine Babyhaut herzustellen. Babys haben bei ihrer Geburt eine Haut mit pH-Wert 7,2 bis 7,4 (blutidentisch; auch das Fruchtwasser in der Gebärmutter hat einen solchen idealen pH-Wert).
Wenn wir nun mit sauren Kosmetika den Schweiß abwaschen, dann saure Bodylotion darüber konservieren und das Gesicht mit Säure behandeln (ich meine natürlich Gesichtspflege mit einem sauer eingestellten pH-Wert), ist es dann verwunderlich, dass unsere Haut austrocknet und alle möglichen Reaktionen zeigt?
Durch die sauren Kosmetika verendet die Osmose in der Haut. Dazu gleich mehr.

Säure auf der Haut ist schädlich! pH 5,5 ist sauer, nicht neutral!

! Die Folgen der übersäuerten Haut sind unübersehbar. Wir welken!

Die Haut ist heute überfordert. Die unzähligen Säuren, die aus der Umwelt täglich auf uns einwirken, die Säuren, die durch den Körperstoffwechsel und durch Stress, Elektrosmog, Nikotinkonsum, Alkohol und Zucker entstehen – und dann auch noch die sauren Kosmetikprodukte. Das ist einfach zu viel.

Was geschieht nun mit dieser großen Menge an Säuren?
Sie durchdringt die Hornhaut und beginnt, die Epidermiszellen zu reizen. Entzündungen entstehen.
Glauben Sie das nicht? Die Kosmetikindustrie verspricht ja schon seit Jahrzehnten, dass nichts von der Haut in den Körper hineingelangt. Aber glauben Sie auch noch an den Osterhasen?
Möchten Sie das gleich testen? Lassen Sie sich von einer Ameise einmal »anpinkeln«. Oder suchen Sie Brennnesseln und streichen Sie damit über Ihre Haut. Die Brennnessel scheidet ebenfalls eine Säure aus. Diese dringt dann in die verschie-

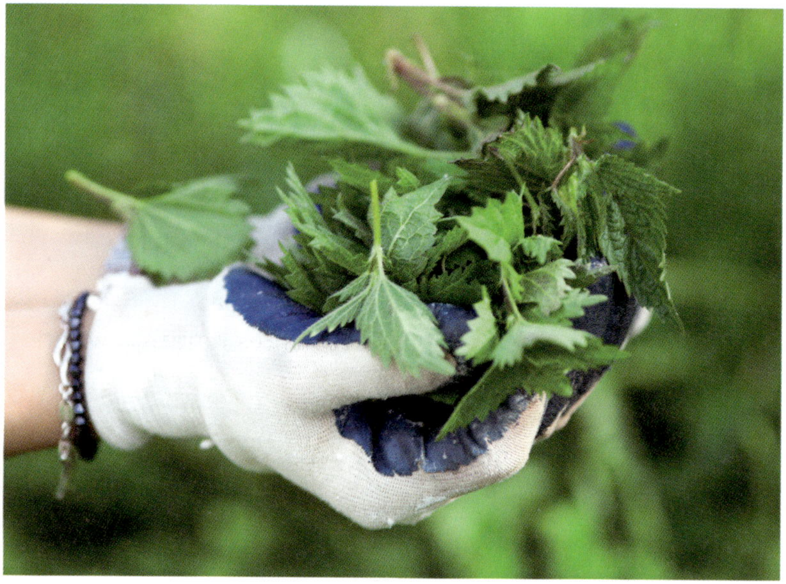

Die Brennnessel – ohne Handschuhe sollte man sie meiden.

denen Hautschichten ein und reizt sie. Es beginnt, zu brennen und zu jucken. In gewissem Maße kann das sogar heilend wirken (homöopathisch), aber auf Dauer zerstört es die Hautschichten.

Wie bitte sollte das funktionieren, wenn wirklich nichts von den sauren, toxischen Kosmetikprodukten in den Organismus gelangen könnte? Die Haut nimmt auf und gibt ab. Aber sie gibt nicht nur ab!

Unsere Haut ist normalerweise rund 10 kg schwer. Das entspricht einem großen Anteil unseres eigenen Körpergewichtes. Bei übergewichtigen Menschen kann es das Mehrfache davon sein. Deshalb sollten wir der Haut helfen, ihre enormen Mengen an Säuren und Giftstoffen loszuwerden, die sie als größtes Entsorgungs- und Deponieorgan aufweist.

»Osmose« kommt von griechisch »stoßen«, »schieben«.

Dies geschieht auf ganz natürliche Weise. Durch Osmose. Einfach wunderbar, was unsere Natur da alles geschaffen hat! Das heißt, die Unterhaut sucht sich einen Weg, wie sie ihren

Müll loswerden kann. Dabei erkennt sie, dass die Oberhaut ein Basendepot hat. Die Norm wäre ja rund pH 7 bei einer gesunden Haut. Jetzt schiebt sie die Säuren und damit auch die toxischen Stoffe an die Oberfläche. So wie es die Natur vorgesehen hat. Stellen Sie sich ein Vakuum vor. Oben herrscht ein Unterdruck, unten ist der Dreck, der raus soll – wie bei einem Naturstaubsauger. An der Hautoberfläche können die nun ausgeleiteten Stoffe von der Umwelt, durch Reinigung und durch Lichtumkehr (Sonne) neutralisiert oder abgewaschen werden.

Das »Wunderwerk« Haut verdient besondere Beachtung, damit sie uns noch lange schützen kann.

Wenn die Haut dazu überhaupt noch in der Lage ist!

Denn wenn die Oberhaut einen pH-Wert von 5,5 als Basis aufweist, wo soll dann die Neutralisation für die Säure aus dem Hautdepot herkommen? Logischerweise entsteht keine Osmose. Das heißt, es gibt kein Vakuum!

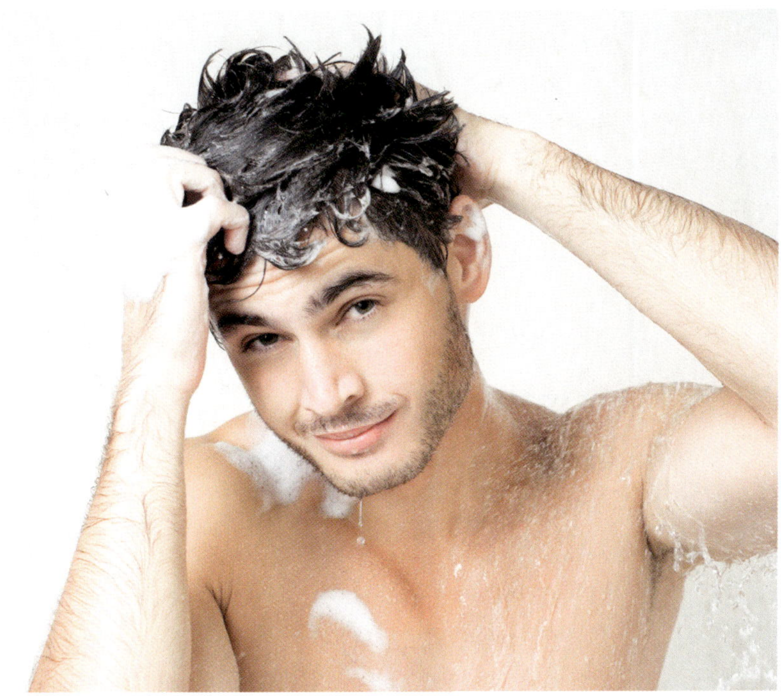

Vielduscher sollten ganz gezielt auf die Auswahl der Kosmetik achten!

Was geschieht? Da sich der Körper nicht selbst umbringen will – so intelligent ist die Natur –, befördert die Unterhaut die toxischen Stoffe eben wieder zurück in den Blutkreislauf oder behält sie im Depot. Die Osmose wirkt also nicht!
Im Depot (also in der Bindehaut) ist langfristig kein Platz. Zudem kann es bei zu hohen Konzentrationen an Säuren und toxischen Stoffen zu Hautkrankheiten kommen.

Es besteht Vergiftungsgefahr!

Ich möchte hier gar nicht umfassend ausführen, was geschieht, wenn Toxine und Säuren wieder zurück in den Körper fließen ... Es bleibt Ihrer Fantasie überlassen, was wohl passiert, wenn Sie sich durch Ihre eigene Haut innerlich selbst vergiften.

Wenn man mich fragt, grenzt es schon an Körperverletzung. Aber glücklicherweise gibt es einen großen Trend hin zu basischer Kosmetik. Ich habe die Hoffnung, dass bald sehr viele Menschen ihr größtes Organ nicht mehr mit Säure, sondern mit Neutralität und Respekt behandeln! Das wäre mein Wunsch und Anliegen!

Und wenn Sie schon umstellen:
Geben Sie Ihrer Haut Zeit! Die übersäuerte Haut reagiert ein wenig wie ein Sportler, der seit einem Jahr im Bett liegt. Sie kann es gar nicht mehr richtig. Gemeint ist das Ausleiten, das Entgiften. Die Osmose ist eingeschlafen.

Meistens braucht die Haut zwei bis drei Regenerationszyklen, bis sie wieder vollständig genesen ist. Ein Zyklus umfasst rund 28 Tage. Das heißt, bis der Sportler nach seinem Einjahresaufenthalt im Bett wieder richtig laufen und joggen kann, dauert es schon eine gewisse Zeit.

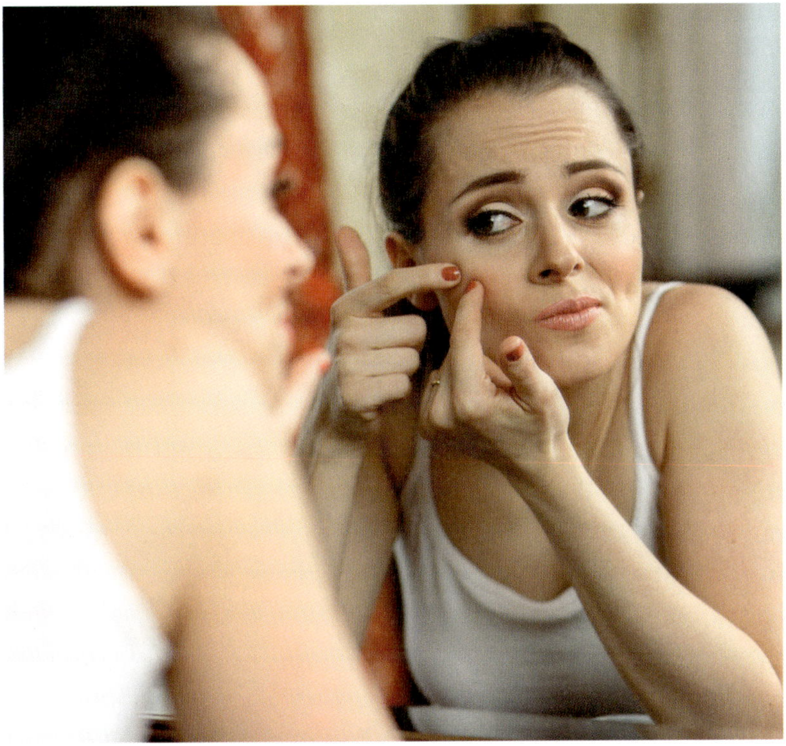

Die Haut säubert sich, nach und nach entsteht ein klares Hautbild.

Rechnen Sie während der Umstellungszeit auch mit Reaktionen. Einerseits »Muskelkater«, denn die Haut macht nun etwas, was sie in ihrer Ganzheit wohl seit Jahren oder gar Jahrzehnten nicht mehr so aktiv gemacht hat. Andererseits – weil bereits derart viele Abfallstoffe eingelagert sind – kann die Erstausleitung auch zu allen möglichen Hautreaktionen führen, meistens in Form von Hautunreinheiten. Keine Angst deswegen. Es ist wirklich nur vorübergehend. Sollte es zu heftig werden (starke Rötungen, Juckreiz), dann verringern Sie die Anwendung und stellen langsamer um!

Wichtig bei einer pH-neutralen oder gar basischen Kosmetik sind aber nicht nur die Basen, sondern auch die Wirkstoffe. Und ganz wichtig ist auch, was NICHT in die Kosmetika gehört. Denn NUR basisch ist nicht die Lösung.

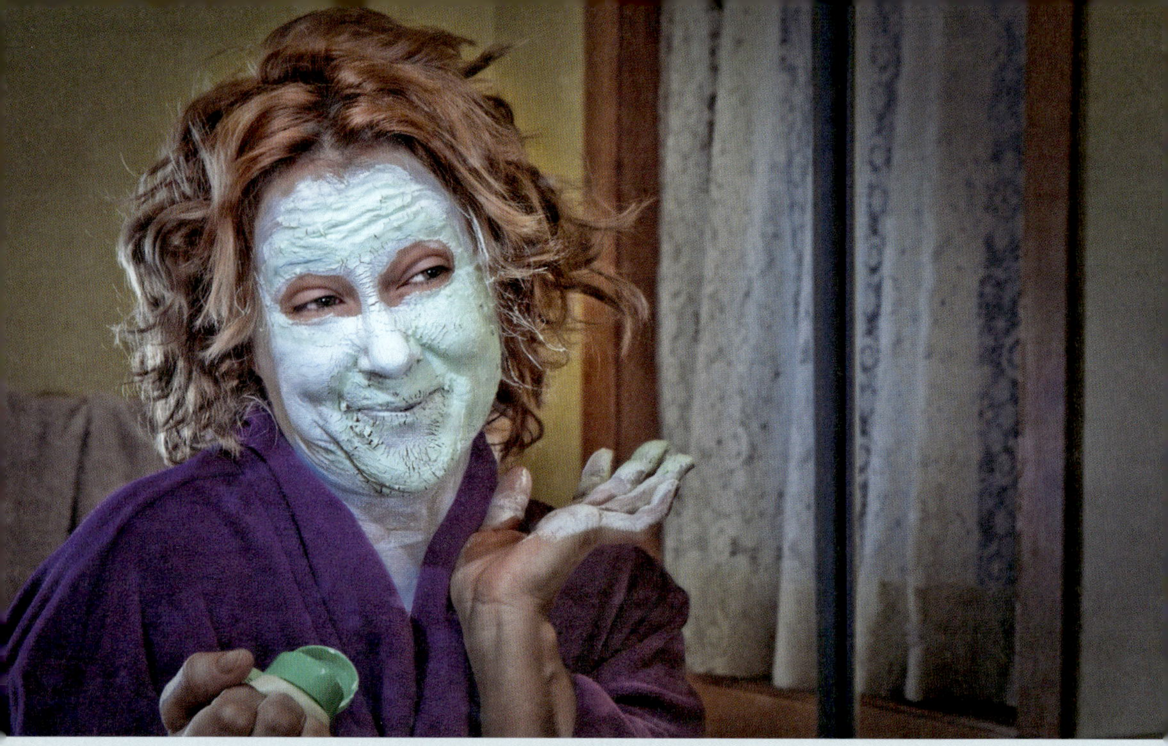

Die »Notendruckmaschine«

Geiz ist nicht geil!

99 Cent für ein Duschmittel. Eine Bodylotion kostet 1,29 Euro. Toll, wie günstig heute Kosmetik ist.
Da scheint die Naturkosmetik ja deutlich überteuert zu sein. 20, 30 und mehr Euro kosten da gute Produkte.

Naturwirkstoffe haben ihren Preis und können nicht synthetisch nachgestellt werden.

Was ist nun wirklich der Unterschied?
In Naturkosmetik werden ausschließlich Rohstoffe natürlichen Ursprungs verwendet. Das heißt, sie müssen gesät, aufgezogen, geerntet, gereinigt und dann noch sehr aufwendig verarbeitet werden.
Viele Pflanzen werden auch aufwendig in der Natur gesucht und von Hand gepflückt.

Dazu kommt, dass Naturinhaltsstoffe leben. Das heißt, sie verderben, wenn sie nicht richtig behandelt, gelagert und auch nicht optimal natürlich konserviert werden.
Andererseits sind es die Naturinhaltsstoffe, die unserer Haut ihre Vitalität und ihr Leben zurückgeben! Naturinhaltsstoffe sind also perfekt für die Haut.

Diesen Aufwand hat die Kosmetikindustrie nicht. Sie produziert gleich im Labor auf Wunsch so viel chemische Produkte, wie sie derzeit gerade benötigt. Zudem unterliegen diese nicht der natürlichen Gärung, sind also in der Regel wesentlich einfacher zu handhaben und leichter zu konservieren.

> Ein Liter chemisch erzeugte Kosmetikgrundlage kostet in der Regel nur einige Cent.

Die »Notendruckmaschine« wie sie eine gute Kollegin von mir immer genannt hat. Dagegen kostet ein Liter Naturwirkstoff von zehn bis etwa tausend Euro.
Allein hier ist schon ein wirklich sehr großer Unterschied zu erkennen. **Naturkosmetik ist durch die Beschaffung von vitalen Naturquellen für unsere Haut hundert- bis tausendmal teurer als synthetische, chemische Kosmetika.**

Auch der Aufwand an Forschung und Entwicklung ist enorm, etwa bei neuartigen Technologien für natürliche Konservierung usw.

Und mit der Konservierung ist es dann auch wesentlich einfacher. Wenn man nun hingeht und ein Kosmetikprodukt einfach sauer einstellt, ist die Gefahr, dass es von Bakterien verunreinigt wird, doch wesentlich kleiner, als wenn eine Naturkosmetik Säure-Basen-neutral oder gar basisch auf Ihre Haut gelangen soll. Normalerweise werden Kosmetikprodukte zur Konservierung einfach mit viel Säure vermischt. Bei der Naturkosmetik müssen wir zu anderen, natürlichen Hilfsmit-

teln greifen und absolut clean, also pharmazeutisch rein arbeiten. Denn die geringste Menge an falschen Bakterien kann bereits zu Problemen in der Haltbarkeit führen.
Bei natürlichen Konservierungstechniken besteht deshalb ein ungeheurer Aufwand. Schon die Beschaffung der Rohstoffe ist schwierig und kostspielig – sie sollten gut und gerne ein Jahr im Voraus bestimmt werden, da sie häufig erst noch gesät und geerntet werden müssen.

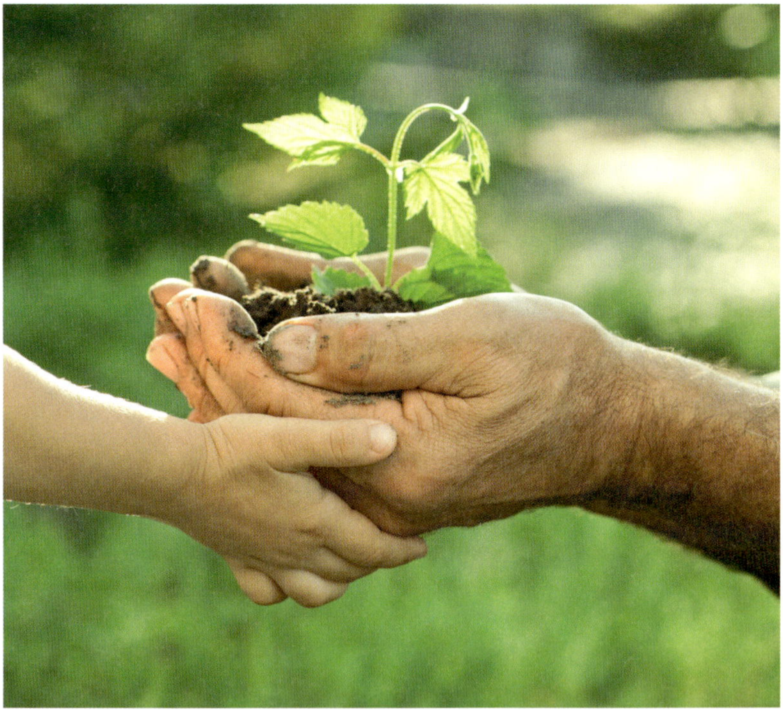

Nachhaltigkeit und ein gutes Gewissen – Pflanzen aus dem Bioanbau für die Kosmetik.

Das Resultat ist allerdings überzeugend. Es sind vor allem die Anwender, die bei Behandlungen mit Naturprodukten sehr positive Rückmeldungen geben. Häufig sind Hautprobleme verschiedenster Art endlich vom Tisch. Seminarteilnehmer teilten mir mit strahlenden Gesichtern mit, dass sie von Freunden angesprochen wurden, sie hätten so eine tolle Haut, wie sie denn das machen.

Und wieso das? Ganz einfach, weil die Haut endlich wieder lebt und richtig entgiftet und entsäuert ist!

Nun wissen wir aus der jahrelangen Praxis, dass viele synthetische und mineralische Kosmetikgrundstoffe und Kosmetikzusatzstoffe wirklich problematisch sind und eben genau diese fahle, leblose Haut produzieren.
Auf der anderen Seite gibt es gerade in der Natur einige wirklich tolle Stoffe, die auf die Regenerationskraft, Spannkraft wie auch auf die Osmosefähigkeit wirklich wunderbare Wirkung haben.

> Meine Oma hat mir, als ich ein Junge war, beigebracht, dass man den Menschen immer zuerst das Gute sagen und dann erst mit dem Schlechten herausrücken soll. Dann sind sie bereit, auch das weniger Angenehme auszuhalten.
> Nun. Danke, »Nana«. Das machen wir so.

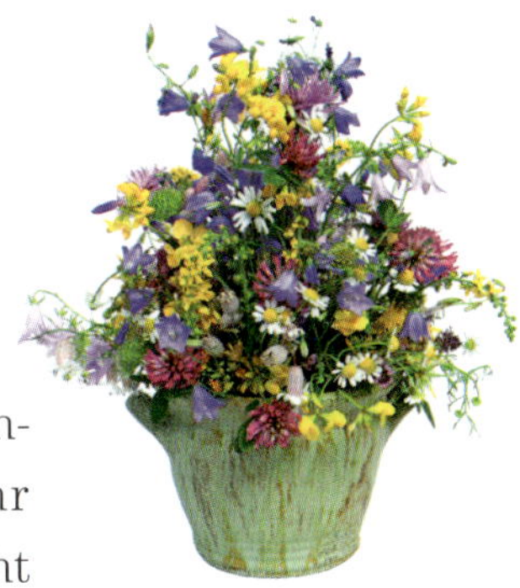

Es gibt zu viele wirklich tolle Kräuter und Pflanzen, die Gutes tun, um das Gefühl haben zu können, wir wären die Einzigen, die alles wissen.

Starten wir doch mit den wirklich wunderbaren Naturinhaltsstoffen, die ich persönlich in Kosmetika wirklich sehr empfehlen kann. Natürlich ist das nicht abschließend, nicht nur aus meiner Sicht. Es gibt viele Fachleute, die wiederum ganz andere Pflanzen empfehlen. Das ist auch perfekt so.

Wichtig ist, dass man peinlichst genau darauf achtet, wie man sie kombiniert. Und da hat uns die Traditionelle Chinesische Medizin wohl einiges gegenüber der westlichen Naturmedizin voraus! In meiner Arbeit mit Kräutern – nach den Techniken der Traditionellen Chinesischen Medizin – stelle ich immer wieder fest, dass gerade westliche Fachleute (Apotheker, Naturheiler) die Rezepturen unserer Lebensmittel und Kosmetika nicht gleich auf Anhieb verstehen.
Wieso? Lesen Sie weiter.

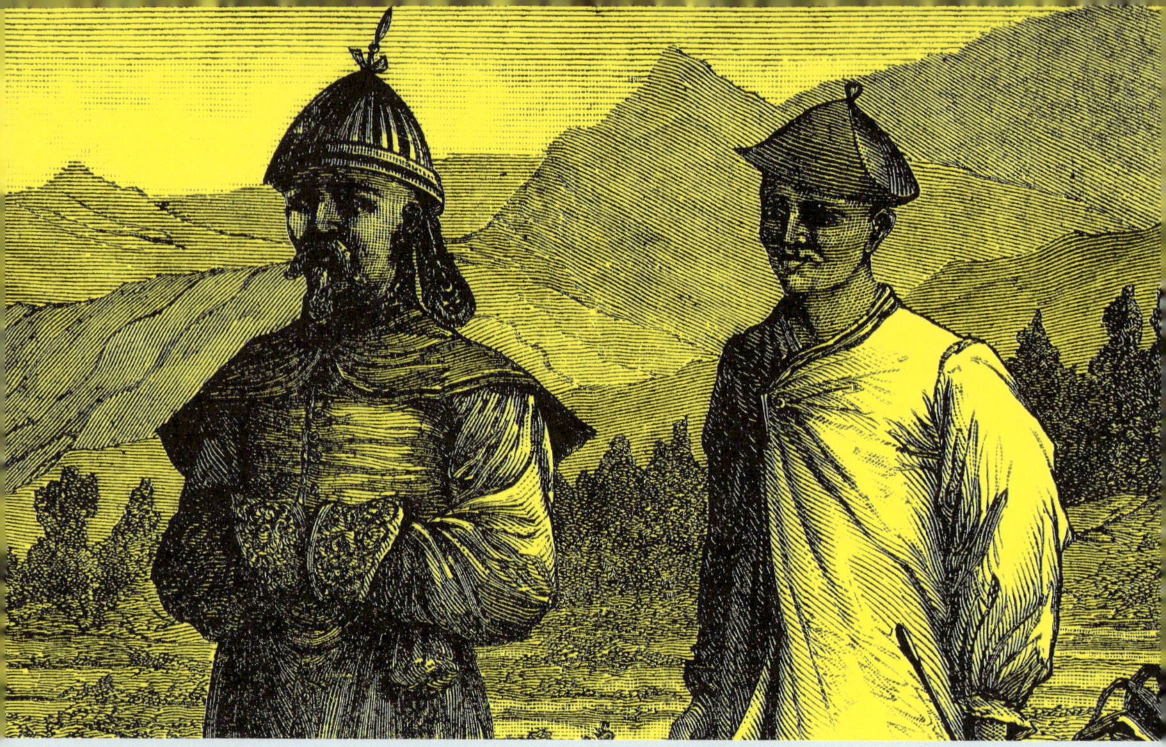

Der Kaiser und seine Diener

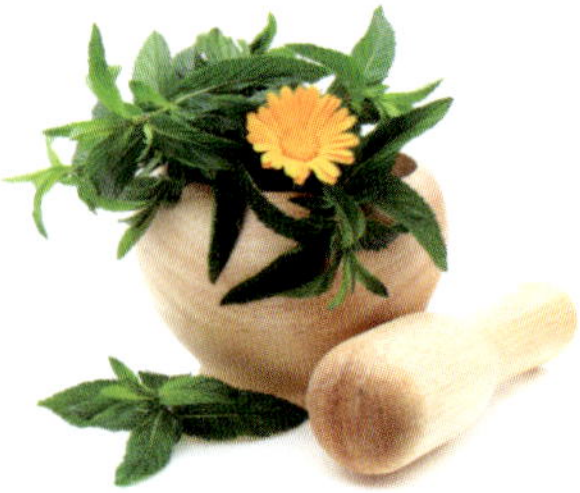

Fünf Elemente zur perfekten Haut

Die asiatische Schönheitskunst besticht durch den ganzheitlichen Aspekt. Schönheit ist eine Frage des sich Wohlfühlens, weniger des »Wie verändere ich mein Gesicht, damit es der Norm entspricht?«

Obwohl vor Jahrhunderten an den Kaiserhöfen die Grundlagen für Schönheit noch zwingender gelegt wurden als heute bei uns in der Modeindustrie, darf man sicher sagen, dass die Traditionelle Chinesische Medizin (TCM) es geschafft hat, den Unterschied zwischen aufgesetzter kosmetischer Schönheit und echter Schönheit von innen zu definieren.
Dazu aber später mehr.

Um die Harmonie der Schönheit, das heißt den Ausgleich zwischen Yin und Yang zu erhalten, ist es wichtig zu verstehen, dass Kräuter und alle anderen Stoffe, die in ein Kosmetikum gelangen, für die Haut regenerativ nach der Fünf-Elemente-Technologie der TCM zusammengeführt werden sollten.

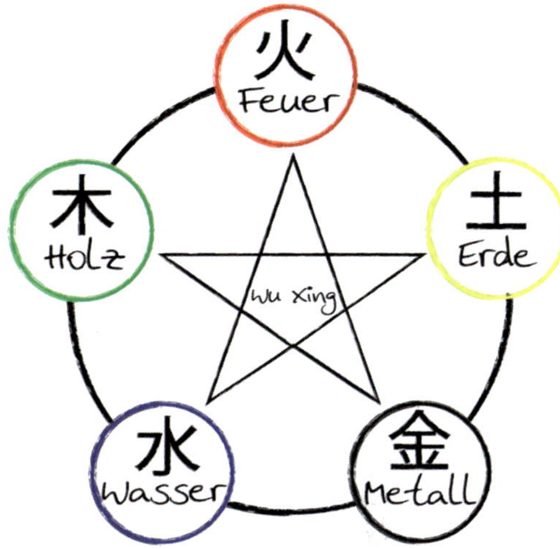

Aber welche Kräuter verwenden wir am besten? Vor vielen Jahren durfte ich mit einem japanischen Großmeister bei uns in der Schweiz auf einen Berg zum »Wandern«. Er hat darum gebeten, die Schweizer Alpenwelt einmal erleben zu dürfen.

Es waren dann aber eher ein paar hundert Meter spazieren, denn der Herr Großmeister hatte damals die Angewohnheit, jedes Pflänzchen dutzende Male zu fotografieren – von allen Seiten. Wir sind kaum von der Stelle gekommen.

Nach etwa zwei Stunden habe ich ihn gefragt, ob er denn nicht schon genügend Fotos von der Silberdistel und anderen Pflänzchen hätte? Daraufhin hat er eine für mich lebenswendende Aussage gemacht: »Wisst ihr eigentlich, was ihr da alles habt? Wir wären froh, nur einen Bruchteil eurer Flora zu haben. Was für ein Schatz!«

Unsere Alpenflora ist ein noch kaum entdeckter Schatz!

Von da an war mir plötzlich klar: Wir brauchen keine Tigerknochen, Skorpione oder Spezialpflanzen aus China, Japan und dergleichen. Unsere Alpenwelt liefert uns (beinahe) alles, was wir benötigen, vor die Haustüre.

Als ich dann über meine Recherchen herausgefunden habe, wie viele weltweite Pflanzen ursprünglich aus unserer europäischen Region stammen, war ich hin und weg.

Mit der Zeit war mir dann auch klar, dass die Kräuterheilkunde ja wirklich nicht asiatischen Ursprungs war, sondern gerade

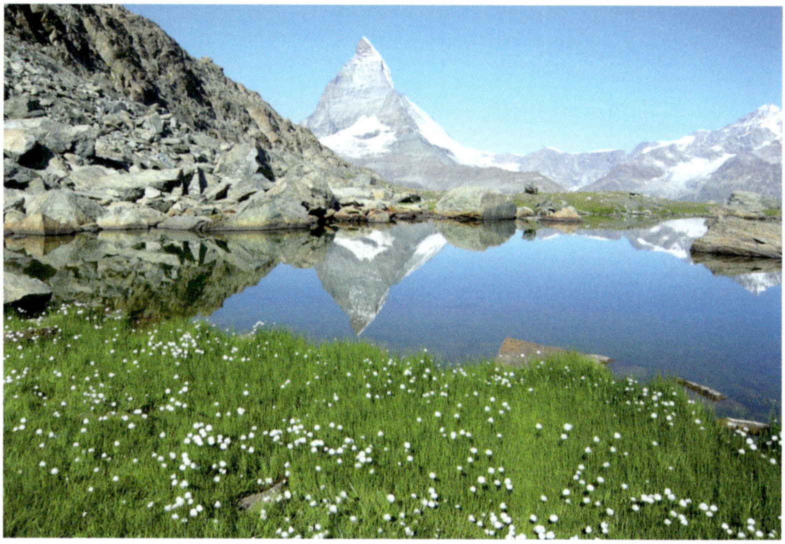

Die Schweiz besitzt eine reiche Vielfalt an Kräutern und Heilpflanzen.

in unseren Regionen schon vor vielen Tausend (ca. 8000) Jahren durch keltische Druiden eingesetzt und verstanden wurde. Die Chinesen haben vor rund 3000 Jahren begonnen – und das mit wirklich großem Eifer und Ernsthaftigkeit. Daraus ist ein großer Wissensschatz entstanden. In der Zeit, als man bei uns durch Religionen das Wissen vernichten wollte (Hexenverbrennungen und dergleichen), kam es in Asien erst zur Blüte des Heilwissens.

Und: wer ist der älteste, auf Akupunkturpunkten tätowierte und behandelte Mensch, den wir kennen? Richtig: der Ötzi.

5600 Jahre hat der Höhlenmensch auf seine Entdeckung gewartet. Vor über fünf Jahrtausenden wurde er also schon »nach der TCM« behandelt. Zu einer Zeit, als die Chinesen noch nicht einmal wussten, dass sie die TCM später erst erfinden würden.

Wer hat's erfunden?
Genau ... wir.
Es ist uns in die Wiege gelegt worden!

Nach diesem Input-Erlebnis in den Bergen mit dem japanischen Großmeister hat es begonnen. Wir haben geforscht, geprüft und uns aktiv ausgetauscht. So sind Pflanzeneinteilungen und Rezepturen entstanden, mit denen wir nach den Regeln der Traditionellen Chinesischen Medizin, aber unter Verwendung westlicher Kräuter unsere Lebensmittel und Kosmetika herstellen.

Was ist anders als bei herkömmlichen Naturkosmetikprodukten?

Auch wir wollen nur basische Kosmetik. Allerdings sind noch lange nicht alle basischen Kosmetika natürlich!

Nun, basisch und Natur – das gibt es von anderen auch. Glücklicherweise!

Wir wollen jedoch Wirkstoffe, die wirklich Klasse und Dynamik haben. Eine Auswahl davon werde ich Ihnen hier gerne noch etwas beschreiben.

Aber wirklich speziell ist die Ausgewogenheit der Rezepturen nach dem Prinzip der Regeneration aus der Traditionellen Chinesischen Medizin. Ausbalanciert nach Yin und Yang.

Wichtig dafür ist der Kaiser – eine TCM-Rezeptur ist immer durch ein Kaiserkraut bestimmt.

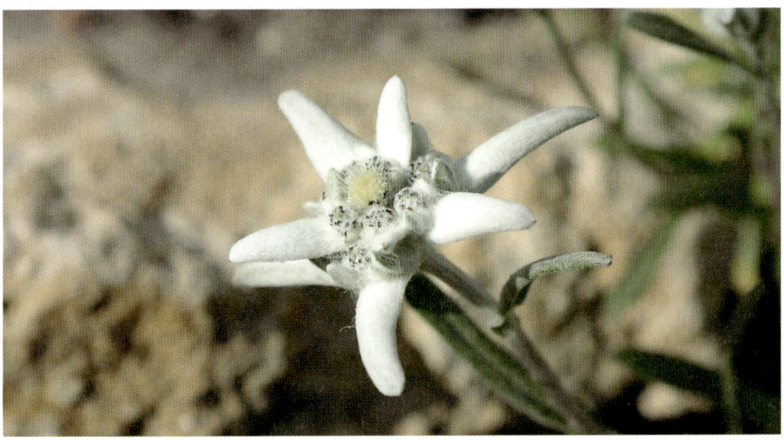

Das Kaiserkraut spielt eine zentrale Rolle bei der TCM-Rezeptur.

Diesem sind die Offizierskräuter zur Seite gestellt, diesen wiederum die Ministerkräuter, denen die Beamtenkräuter beigeordnet sind, und zum Schluss gibt es noch die Dienerkräuter. Wenn die Rezeptur nun harmonisch ausbalanciert ist und negative Eigenschaften der Kräuter (ja, auch ein Kaiserkraut hat Nebenwirkungen) ausgeglichen sind, wird die Wirkung der einzelnen Kräuter auf die nächste Ebene gebracht. Dies hat zur Folge, dass die Wirkstoffe in so einer Kosmetik nicht nur einzeln wirken, sondern gemeinsam weitere bedeutende Funktionen übernehmen können.

Wieso das wichtig ist? Hierzu ein einfaches Beispiel:
Stellen Sie sich vor, Sie haben für einen Teamsport zehn internationale Spieler ausgewählt. Heute sehen sich die Leute zum allerersten Mal. Ohne Worte schicken Sie diese auf das Feld. Jeder Einzelne ist ein Topspieler.

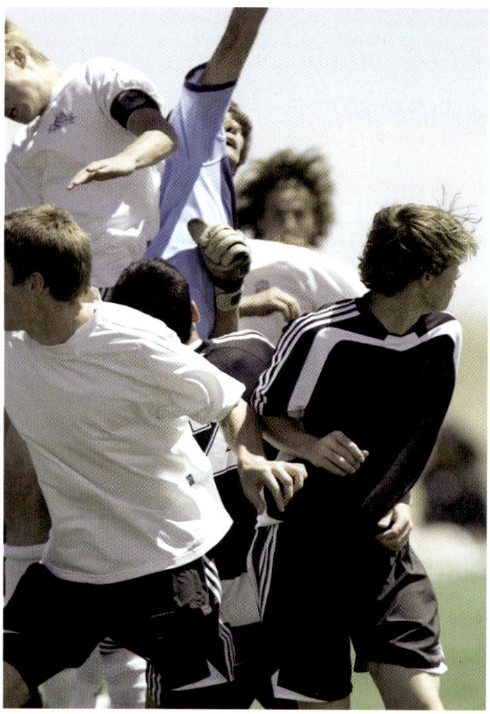

Aber auf dem Feld geht das Chaos los. Jeder will seine Fähigkeit unter Beweis stellen. Alle rennen zum generischen Tor. Niemand organisiert, baut auf, regelt, koordiniert. Wie denn auch. Die Leute sprechen ja keine gemeinsame Sprache.

»Pass auf links«, »go right«, »boule respectueux«, »corro hacia el frente« ...

Das Chaos ist perfekt.

Bei normalen Pflanzenrezepturen in unserer westlichen Welt ist es häufig genauso. Da nimmt man drei verschiedene Wirkstoffe gegen ein Problem, haut sie in eine Kosmetik und wundert sich dann, wenn neben der Wirkung noch Dutzende von Nebenwirkungen entstehen.

Deshalb ist es in westlichen Kräuterrezepturen und vor allem in der Heilbranche üblich, nur ein oder maximal zwei Wirkstoffe anzuwenden. Logisch, denn ab drei, vier oder fünf weiß man häufig gar nicht mehr so richtig, was mit den einzelnen Nebenwirkungen, die sich gegenseitig potenzieren, geschieht!

Anders mit den Rezepturen der Traditionellen Chinesischen Medizin. Hier wird darauf geachtet, dass die Kräuter zueinander passen, dass sie sich in ihrer Wirkung gegenseitig potenzieren und allfällige negative Eigenschaften von anderen Teammitgliedern aufgehoben werden.

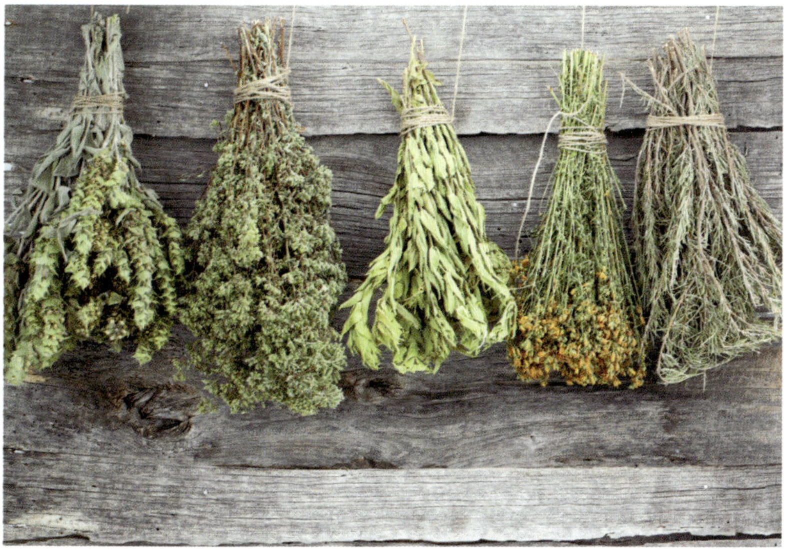

Jedes Kraut hat seinen eigenen Wirkstoff, der gezielt eingesetzt werden kann.

So aufwendig entstehen Kaiserrezepturen. Wir haben uns zur Aufgabe gemacht, ausschließlich solche Rezepturen in unseren Lebensmitteln (Vitaldrink, Kräuterteerezepturen, Kaffeeveredler usw.) zu verwenden. In den Kosmetika, die wir mitentwickeln, machen wir das genauso.
Übertrieben? Nein, denn das größte Organ muss respektvoll behandelt werden und sollte wirklich optimal ausbalanciert sein.

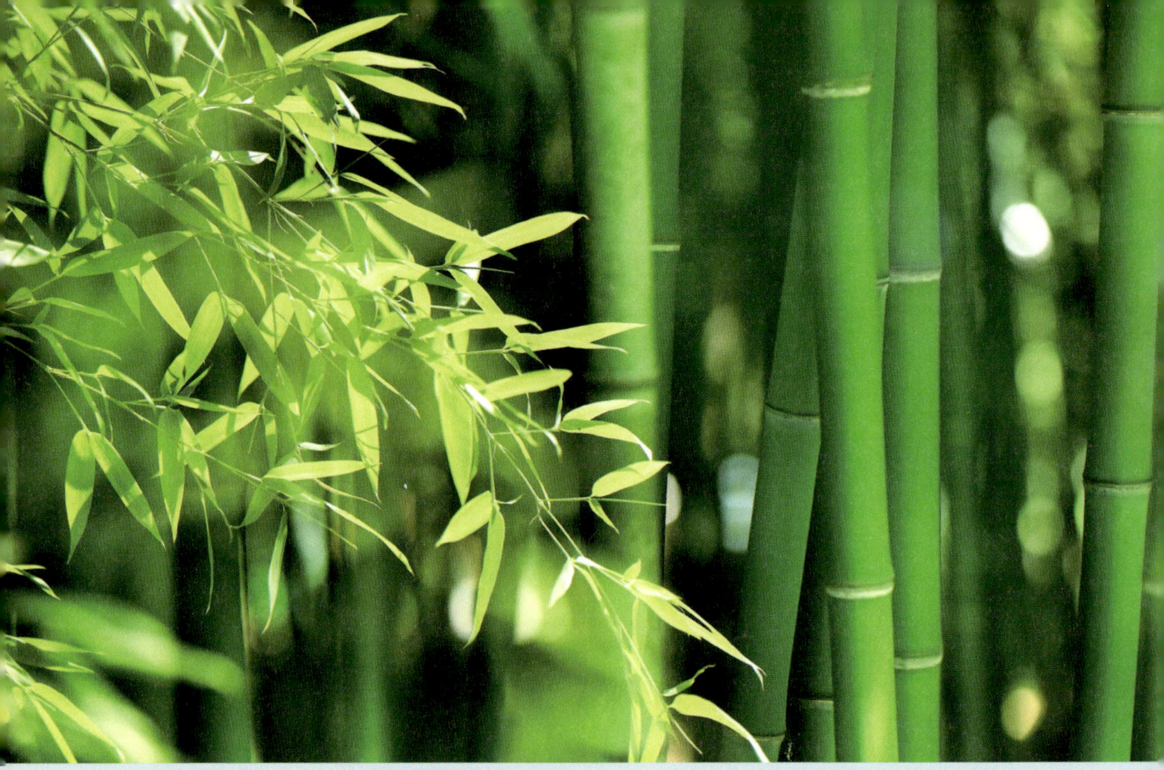

Freude herrscht

Nicht nur unser Alt-Bundesrat Adolf Ogi (seines Zeichens der beliebteste Bundesrat, den die Schweiz in den letzten Jahrzehnten hatte) hat diesen Ausspruch geprägt.

Freude herrschte auch bei mir, als ich auf den Wirkstoff Bambus gestoßen bin.

Im Jahr 2000 gab mir jemand ein Bambuspflaster aus Korea und meinte: »Das ist das Neueste, was es aus der Welt der Chinesischen Medizin aus Asien gibt.«
Ich habe es getestet. Klasse Wirkung. Über Nacht zur Entgiftung auf die Füße und es funktionierte. Leider ging damit auch eine Reihe von Nebenwirkungen einher.

In den darauffolgenden Jahren habe ich mich intensiver mit dem Thema auseinandergesetzt – bis heute. Dabei konnten wir viele negative Wirkstoffe aus den Pflastern eliminieren und die Wirkung durch Extraktion mit reinen Inhaltsstoffen deutlich verbessern. Die Säureausleitung funktioniert wieder über die Haut, hier aber über die Fußsohle, die dickste Haut unseres Körpers, und somit auch über die Fußreflexzonen. Der Hauptwirkstoff im Pflaster ist immer noch Bambus. Ein wirklich beeindruckendes Erlebnis, wenn man dies über einen Hautregenerationszyklus (also mind. 28 Nächte) auf beiden Füßen anwendet.

In der Entwicklungszeit unserer Naturkosmetik haben wir geprüft, getestet und dabei immer mehr festgestellt, dass Bambus in der Kosmetik wohl ein kleines Wundermittel ist.

Wieso das? Nun, da gibt es die sogenannten polyphenolen Stoffe – gesundheitsfördernde Pflanzenstoffe, die in den verschiedenen Pflanzen unterschiedlich häufig vertreten sind.

Diese sekundären Pflanzenstoffe bestimmen das Duftverhalten einer Pflanze.

Je mehr dieser Duft-Wirkstoffe enthalten sind, desto wirkungsvoller kann eine Pflanze eingestuft werden. In der TCM sagen wir auch, je mehr polyphenole Stoffe eine Pflanze enthält, desto stärker ist ihr Qi (aktiver Energiefluss).

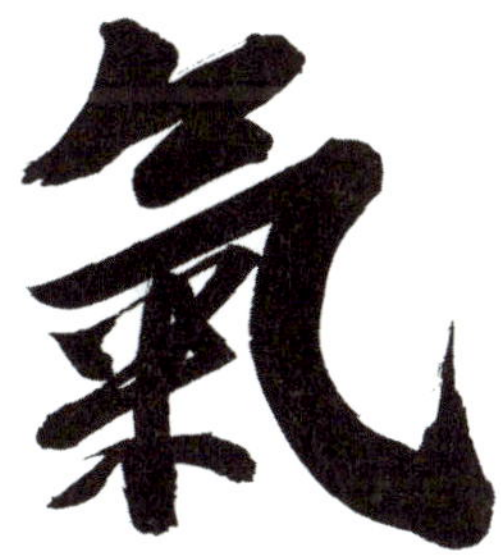

Das Qi-Zeichen

Durch die Gesamtheit der bioaktiven Substanzen in einer Pflanze ist die Regenerationskraft größer als bei einzelnen Auszügen. So ist beispielsweise eine Knoblauchpille kaum wirksam, da diese nur einzelne Wirkstoffe aus dem Knoblauch enthält. Die unbeliebten Duftstoffe im Knoblauch (oder beliebt, je nach Geschmack), also die polyphenolen Stoffe, werden ausgeschlossen. Nur eine ganze Knoblauchzehe hat die gefäßregulierenden positiven Eigenschaften.

Nur in seiner Gesamtheit wirkt ein Pflanzenextrakt – kaum in seinen Auszügen.

Und eine Knoblauchzehe enthält ca. 140 polyphenole Stoffe. Was für ein Gigant!

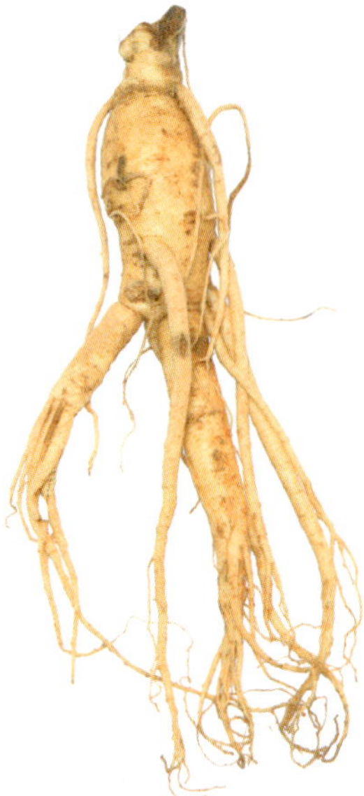

Das Bild zeigt die energiereiche Ginsengwurzel. In Asien weiß man seit Jahrtausenden um ihre Heilkraft.

Ein weißer, koreanischer Ginseng beinhaltet rund 240 polyphenole Stoffe. Ein Energie-Kraftpaket der Extraklasse.
Der lebensmitteltaugliche Bambus enthält hingegen rund 520 polyphenole Wirkstoffe. Das sind so ziemlich alle dieser speziellen Bio-Wirkstoffe, die wir bis heute überhaupt kennen! Bambus ist derart ausgewogen, dass wir gar keinen Duft von ihm wahrnehmen. Die Wirksamkeit der Stoffe ist aber in Heilpraktikerkreisen unumstritten. Bambus ist eine kleine Wunderpflanze. Deshalb verwende ich sie wirklich gerne in der Kosmetik!
Bambus wird auch als Entgiftungspräparat eingesetzt. So wird Bambus zum Beispiel auf kontaminierten Böden gepflanzt, um die Giftstoffe aus dem Boden zu saugen! Dies gelingt! Was den Wissenschaftlern aber nicht gelingt, ist nachzuweisen, dass der Bambus anschließend die Giftstoffe in sich trägt! Es ist naturwissenschaftlich nicht zu erklären, wieso der Bambus entgiften kann, ohne sich dabei selbst zu vergiften. Einige Wissenschaftler vermuten, dass es sich um eine Wandlung durch Fotosynthese handelt.
Andere Wissenschaftler glauben aber nicht an diese Licht-Reinigung. Tja – für sie ist die Erde vorerst noch eine Scheibe. Warten wir ab, was uns die klugen Köpfe in Zukunft noch zu sagen haben. Wir konzentrieren uns ganz einfach darauf, dass es funktioniert. Wir glauben an die Wirkung und jahrtausendealte Forschung. Das reicht uns!

»Nun, was soll denn der Bambus in der Kosmetik bewirken?« Muss ich das wirklich beantworten? Überlegen Sie: Natürlich entgiften!
Bambusextrakt auf der Haut hat eine großartige entgiftende Wirkung. In Asien wird Bambus in Lebensmitteln bereits als natürlicher Konservierungsstoff eingesetzt. Bambuskohle (verkohlter Bambusstab) soll sogar gegen Elektrosmog helfen.

Bambus besteht zudem aus 77 % reinem Silizium. Das ist der Stoff, aus dem Helden gemacht werden. Daraus entstehen unsere neuen Zellen. Ohne Silizium keine Zellteilung.
Und keine Pflanze dieser Erde liefert derart viel wertvolles Silizium!
Das heißt, Bambus hilft entgiften, ist ein toller Schutz auf der Haut, liefert sehr wertvolle Pflanzenstoffe, wie polyphenole Stoffe und Silizium, und hat eine ganz spezielle Eigenschaft: Er ist in allen Fünf Elementen der TCM beheimatet und hat keine negativen Eigenschaften!
Was für eine Pflanze. Irgendwie fast nicht von dieser Erde! Oder vielleicht erst recht?
Bei der Verwendung des Bambus in der Kosmetik waren wir Pioniere. In der Zwischenzeit gelingt es immer mehr Herstellern, diese Wunderwaffe einzusetzen. Dafür sind wir sehr dankbar! Wir helfen auch vielen dabei, die Technik optimal anzupassen und nicht einfach auf synthetische Derivate zurückzugreifen (eine Billigproduktions-Erfindung der Kosmetikindustrie), damit nicht nur die Wirkung des Bambus zum Tragen kommt, sondern auch die Balance von Yin und Yang nach der Fünf-Elemente-Lehre hergestellt wird. Und die ganze Kosmetikrezeptur muss natürlich auch noch basisch sein – was angesichts der heutigen normalen Kosmetikproduktion ja bekanntlich nicht immer ganz einfach ist.

Bambus ist die ganzheitlichste Pflanze, die ich kenne und die wir in unserer Arbeit erforscht haben.

Tolle Kosmetik hat meiner Meinung nach diese Eigenschaften:

- ✔ Sie ist Säure-Basen-neutral oder gar basisch.
- ✔ Sie wird mit Naturprodukten hergestellt.
- ✔ Sie ist frei von negativen Inhaltsstoffen.
- ✔ Sie ist ausbalanciert und harmonisch formuliert (Rezeptur nach Yin und Yang, den Fünf Elementen).
- ✔ ... Und am liebsten enthält sie noch Bambus.

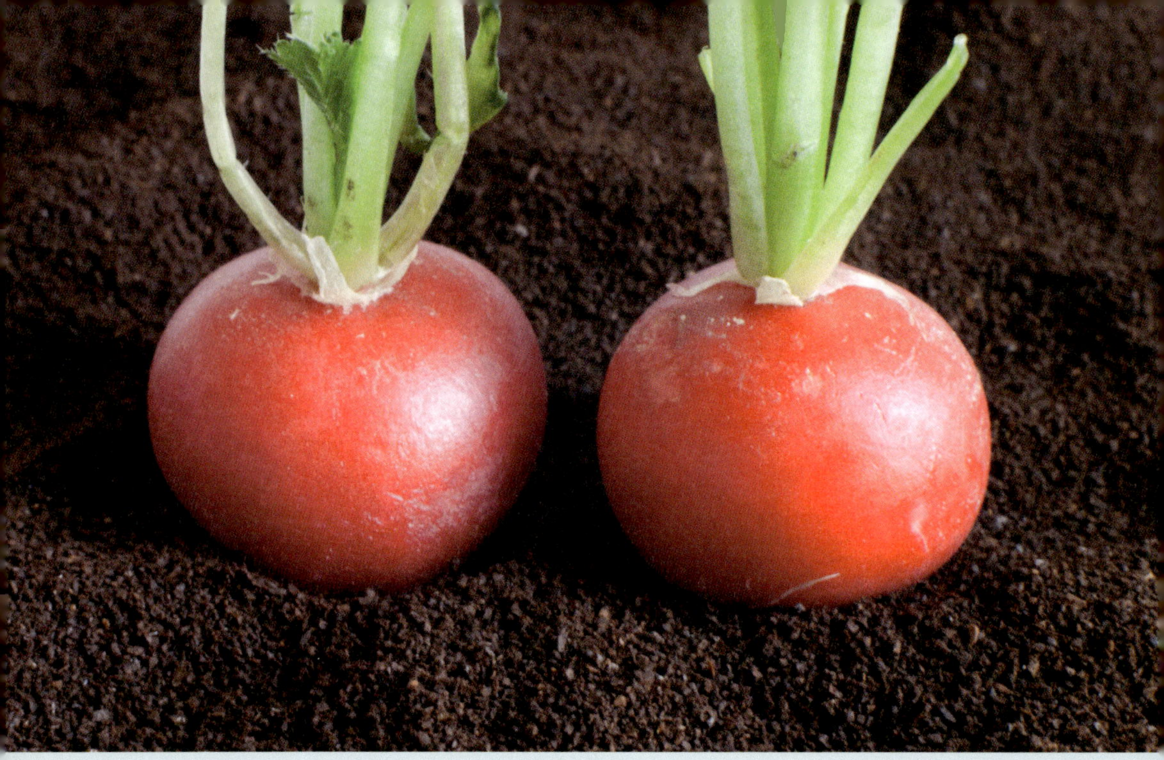

Radieschen und Kakao – wohl bekomm's!

Es gibt viel zu viele gute Wirkstoffe für Kosmetika. Wir können wirklich aus dem Vollen schöpfen. In unserer Region wachsen derart viele Naturwirkstoffe – wir sind gesegnet!

Kaiserkräuter? Ach ja, da war doch was. Dann kommen die Offiziere und so weiter.

Zu unseren Rezepturen gehören einfach einige wichtige Kaiserkräuter.
Aber, was ist denn ein Kaiserkraut? Eigentlich nichts anderes als ein sehr wirkungsvolles Kraut, das wir auch in unserer westlichen, aber auch asiatischen Phytolehre kennen.

Pflanzen wie Edelweiß, Alpenrose, Granatapfel, Radieschen, Aprikosenkerne, Ringelblume und vieles mehr wären da aufzuzählen.

Nun haben wir für uns eine gute Hundertschaft an solchen Kaiserkräutern erkoren, bei denen wir die Wirkung und die möglichen unerwünschten Nebenwirkungen erforscht haben. Bei den Wirkungen mussten wir nicht lange suchen. Dazu findet sich in der westlichen Pflanzenlehre viel Wissen. Heilanwendungen mit Pflanzen sind bei uns sehr beliebt. Das entspricht unserer Denkweise der »Ein Mittel gegen eine Krankheit«-Anwendung.

Bei der Klärung der Nebenwirkungen mussten wir allerdings auf das Wissen der TCM zurückgreifen.

Hier nun einige wenige Wirkstoffe, die wir heute wirklich gerne in der Kosmetik einsetzen. Aber wie gesagt, immer in Kombination mit anderen Wirkstoffen, um die Balance von Yin und Yang zu gewährleisten.

Bambus

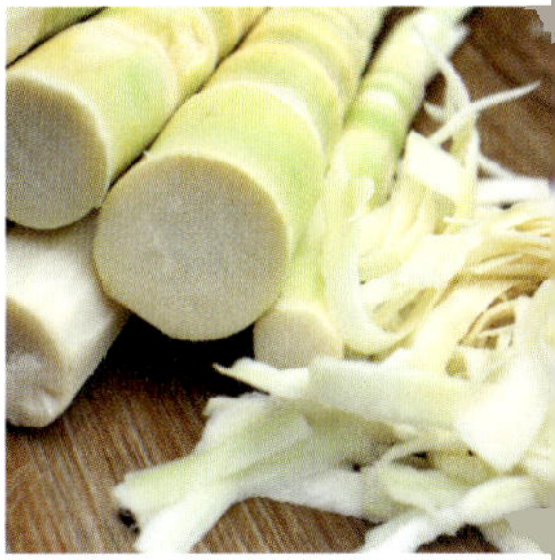

Es gibt etwa 500 Bambusarten.

Wie beschrieben, ich erwähne ihn hier einfach der Aufzählung halber noch einmal.

Harmonisierende Wirkung: nach den Fünf Elementen ausbalanciert

Wirkstoffe: über 500 polyphenole Wirkstoffe, 77 % Siliziumanteil

Spezielles: Bambus ist eine Universal-, Reparatur-, Schutz- und Harmonisierungspflanze!

Schweizer Alpenrose

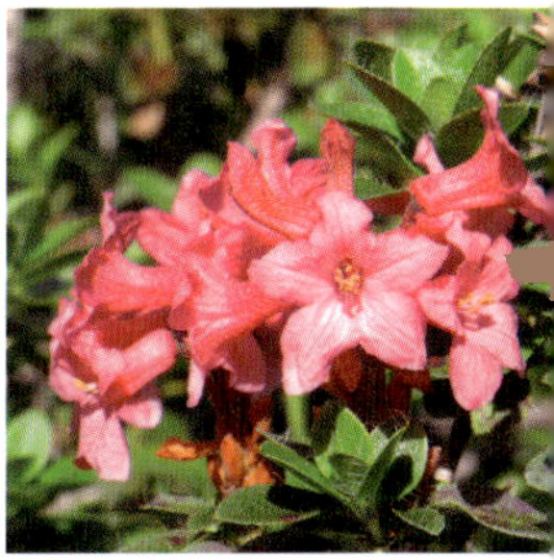

Der Extrakt aus der Stammzelle der Schweizer Alpenrose erhöht die Vitalität der Hautstammzelle. Die neuesten Erkenntnisse der Stammzellentechnologie zeigen auf, dass die Schweizer Alpenrose der Hautstammzelle wohl am nächsten kommt. Was geschieht, wenn man die Stammzelle der Alpenrose aufträgt? Sie stimuliert die Hautstammzelle, sich zu teilen, regt

die Epidermis aktiv an (dort, wo neue Hautzellen entstehen) und verbessert zudem die Hautbarrierefunktion (speziell bietet sie Schutz vor Klimaeinflüssen).
Die Schweizer Alpenrosen-Stammzelle wird in der Schweiz im Labor gezüchtet. Hier findet sich praktisch ein Beet mit Stammzellen aus einer originalen Alpenrose. Die Pflanzen können dann laufend geerntet werden. Dies garantiert, dass die geschützte Alpenrose nicht verwendet werden muss und die Reinheit (Keime, Bakterien) für die nachträgliche Verarbeitung in der empfindlichen Naturkosmetik garantiert ist.
Ich verwende die Schweizer Alpenrose in einem Hyaluron-Serum, das als Faltenglättungsmittel in Kombination mit weiteren Pflanzenwirkstoffen Unglaubliches leistet! Und dies immer ausgewogen in Yin und Yang.

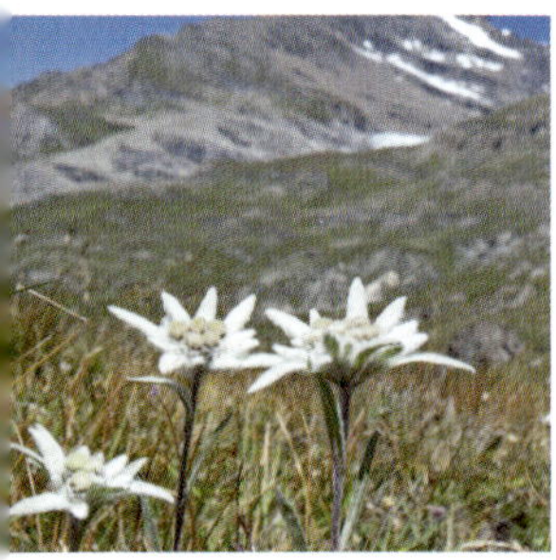

Edelweiß ist eine der bekanntesten und symbolträchtigsten Alpenpflanzen.

Schweizer Edelweiß

Die Königin der Berge fasziniert seit Jahrhunderten. Natürlich ist sie geschützt, und es werden selbstverständlich wie bei der Alpenrose ausschließlich Zuchtedelweiße verwendet, die aus ursprünglichen Alpen-Edelweißen unter gleichen Bedingungen nachgezogen werden.
Wirkung: stark antioxidativ (schützt vor einer vorzeitigen Alterung). Somit bindet die Alpenrose wie kaum eine zweite Pflanze die freien Radikalen in der Haut.
Sie schützt vor schädlichen Einflüssen, schützt und stärkt das Bindegewebe (wirkt anti-cellulitisch) und ist reich an Vitamin A, C und E.

Edelweißextrakt ist bei mir in praktisch jeder kosmetischen Emulsion integriert. Genau wie Bambus.

Granatapfel

Obwohl der Granatapfel nicht in der Schweiz wächst, verwenden wir ihn zum natürlichen Schutz.
Er gilt als einer der wenigen wirkungsvollen UV-Schutzsysteme, die man ohne Bedenken einsetzen kann.
Granatapfel wird auch aktiv für die Reparatur geschädigter Hautzellen eingesetzt. Also bei Wunden, Akne, Irritationen der Haut.

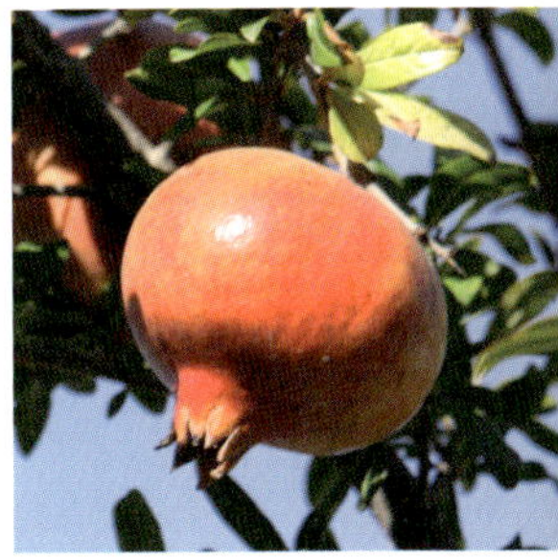

Granatapfel

Sheabutter

Sheabutter macht die Haut elastisch und weich. Gerade bei ausgetrockneter, strapazierter, irritierter Haut ist Sheabutter ideal. Die Sheanuss, die von einem Baum getragen wird, wird bei 35–42 Grad Celsius aufgespalten. Daraus wird dann das Öl, das mechanisch zur Butter aufgeschlagen wird, gewonnen.
Dadurch behält die Sheabutter alle ungesättigten Fettsäuren und ist eine großartige Basis für Cremes aller Art.

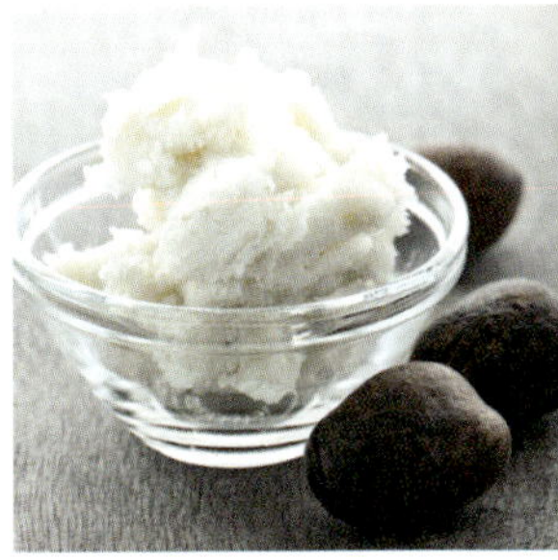

Sheabutter, gewonnen aus den Früchten des Afrikanischen Butterbaums

Squalan

Auf Squalan bin ich bereits 1996 gestoßen. Ein amerikanischer Kosmetikhersteller hat uns diesen Wirkstoff angeboten. Durch die Weiterentwicklung konnte Squalan nun auch rein pflanzlich hergestellt werden – nicht wie anfangs aus der Haifischleber.
Dieses ungesättigte Öl ist ein außergewöhnlich gutes Antioxidans und gilt in seiner reinen Form als hautverjüngend. In der Kosmetikindustrie verwendet man Squalan gerne in veränderter, gesättigter Form. Diese Form ist natürlich nicht gewinnbringend. Natur-Squalan ist dagegen aufwendig in der Verarbeitung und heikel in der Konservierung.
Wenn man es aber richtig einsetzt, ist Squalan ein weiterer Jungbrunnen.

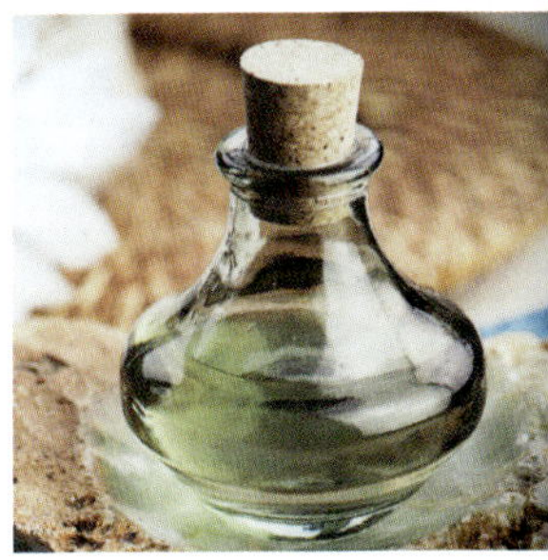

Squalan kommt in Fischlebertran und vielen Pflanzenölen vor.

Kakao

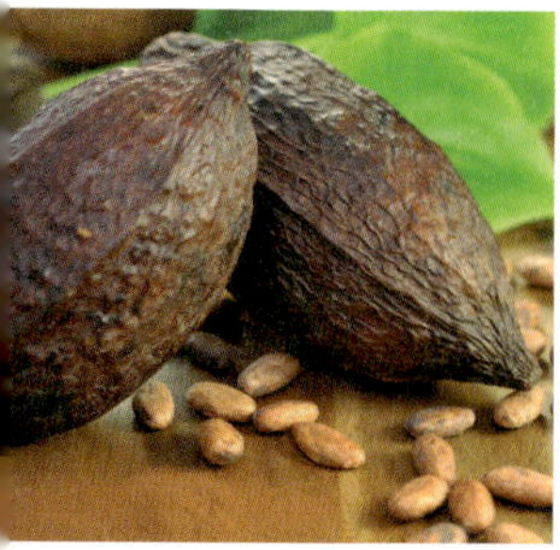

Als Kakao bezeichnet man die Samen des Kakaobaums und das daraus gewonnene Kakaopulver.

Kakao wird uns auf vielfältige Weise angeboten, ob als Schokolade, als Getränk – meist für Kinder – oder als Backzutat. Für die Haut wird das »Schokoladenbad« immer aktueller. Die Schoko-Bäder haben mit Schokolade meist zwar nichts zu tun (häufig synthetisch, daher billig erzeugt), aber der Duft nach Schokolade hat's in sich.
Kakaobutter, die aus der Kakaobohne gewonnen wird, ist hoch effektiv durch ihre ungesättigten Fettsäuren.
Kakaofett hilft, die Haut weich und strapazierfähig zu machen, und ist in der Kosmetikherstellung ein geeigneter, natürlicher Festiger für Cremes.

Centella Asiatica

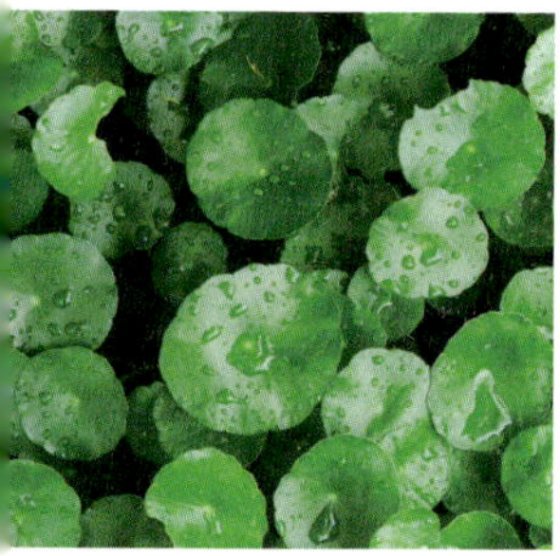

Centella Asiatica ist eine krautartige Pflanze aus Indien.

Diese Pflanze stammt aus Asien. Richtig. Wieso ich sie hier erwähne?
Ich kenne bisher keine Pflanze aus Europa, die bei Besenreisern und Krampfadern derart wirkungsvoll ist. Sie ist in China altbekannt, wird dort auch als Tee getrunken und gilt in der Hautheilkunde der TCM als Wunderpflanze.
Wir verwenden Centella Asiatica in Nachtcremes, um die Hautatmung zu aktivieren (in der Nacht wird ja kein Make-up aufgelegt). Dadurch wird die Hautzellerneuerung aktiv angeregt, und das Hautbild verändert sich in ein, zwei bis drei Regenerationszyklen. Durch diesen Effekt werden Unreinheiten und auch Couperose beseitigt.

> **!** Centella Asiatica ist auch der Hauptbestandteil in Silhouetten-Cremes.
> Mit Mentholderivaten kombiniert, weist sie bei Cellulite, aber auch bei Besenreisern und Krampfadern gute Resultate auf.

Arganöl

Dieses nordafrikanische Öl liefert sehr wertvolle ungesättigte Fettsäuren und ist einer der besten Feuchtigkeitsspender für die Haut.
Für mich ist die Herstellung und Gewinnung dabei allerdings wichtig, da viele Arganöle durch dubiose Hersteller, Verunreinigung und menschenverachtende Arbeitsbedingungen oft nicht energetisch wertvoll sind.

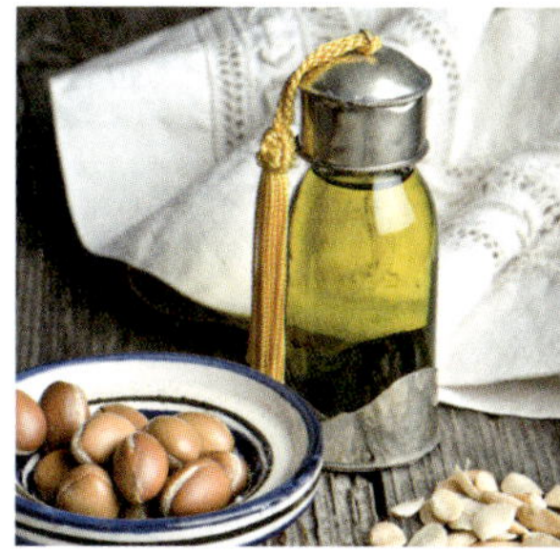

Arganöl kommt ursprünglich aus Marokko.

Lindenblüte

Ich verwende Lindenblüte oft, da sie eine harmonisierende Wirkung auf alle Inhaltsstoffe besitzt. Sie ist häufig der Kommunikator, wenn Inhaltsstoffe nicht miteinander harmonieren. Die Glykoside in der Lindenblüte wirken in der Kosmetik entzündungshemmend und krampflösend, was vor allem gegen Faltenbildung hilft.

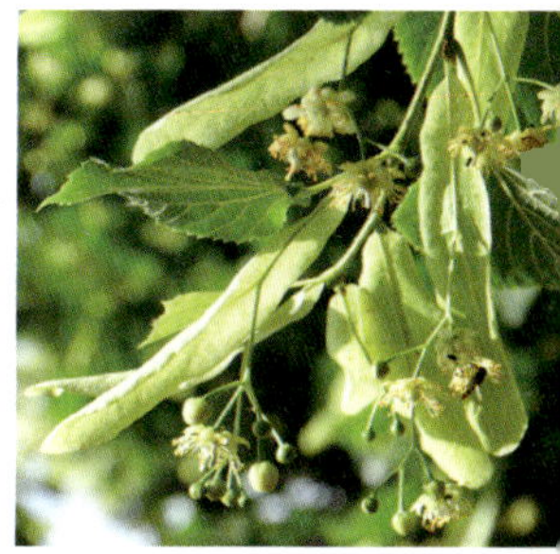

Lindenblüten aus der Sommerlinde werden seit Jahrhunderten als Heilmittel eingesetzt.

Das sind die zehn Kosmetikinhaltsstoffe, die ich wirklich sehr empfehlen kann.

Diese Inhaltsstoffe gelten bei uns als Kaiserkräuter. Sie harmonisch zu verbinden, mit vielen weiteren Wirk-, Duft- und Konservierungsstoffen zu vereinen und dabei auf die Balance zu achten, ist die Kunst, die es zu erreichen gilt.

Insgesamt arbeiten wir mit rund 150 Kaiser-Wirkstoffen. Sie alle aufzuzählen wäre müßig. Die richtige Zusammenstellung und Rezeptur wären damit ja auch nicht erklärt. Daneben gibt es ja noch die Offiziers-, Minister-, Beamten- und Dienerkräuter.
Der Garten ist also voll ... Und wir freuen uns, dass wir eine derartige Fülle an wunderbaren Pflanzen einsetzen können.

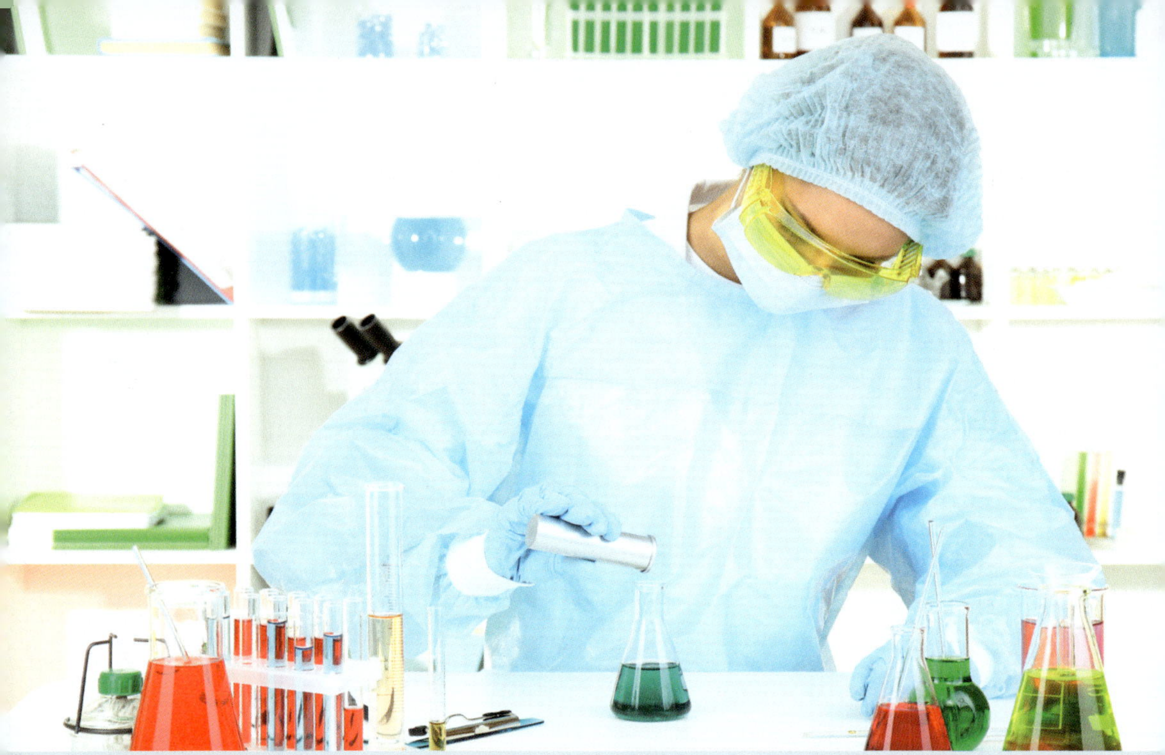

Finger weg!

Die Natur gibt uns alles, was wir benötigen

Nun kann man die Natur verändern. Es gibt besonders in der Kosmetikindustrie sehr viele veränderte Naturstoffe. Damit kann ich zum Teil noch leben.
Weniger gut ist es, wenn wir rein synthetisch hergestellte Inhaltsstoffe auf unserer Haut erleben müssen.
Auch toxische Bestandteile werden häufig über verschiedene Inhaltsstoffe zugeführt. Sie gelten dann behördlich als unbedenklich, weil sie ja nur in geringer Menge verwendet werden. Aber lassen Sie sich doch einmal an irgendeiner Körperstelle in geringer Menge alle fünf Minuten einen kleinen Nadelstich geben. Das ist ein Mal völlig unbedenklich. Nach einer Stunde werden Sie wegen der 12 Einstiche auch noch kein wirkliches

Problem haben. Aber wenn Sie das über längere Zeit täglich eine Woche lang machen, werden Sie wirklich Probleme an dieser Stelle bekommen.
Und so geht es auch mit der Kosmetik.

Bei einer Forschungsarbeit wurde festgestellt, dass alle Duftöle, die auf den Arm aufgeträufelt wurden, nach wenigen Minuten (6–15 Minuten) bereits über die Atmung nachgewiesen werden konnten. Das heißt, die Öle sind über die Haut ins Blut gelangt und von dort übers Herz bis in die Lunge! Viele Untersuchungen zeigen ähnliche Resultate. Demzufolge sollte man also nicht nur wissen, was in Kosmetika enthalten ist und wirkt, sondern man sollte auch ganz genau recherchieren, was denn bitte auf keinen Fall drin sein sollte.

Bedenken Sie einfach: Alles was auf die Haut kommt, gelangt auch in den Organismus. Unsere Haut ist wie die Lunge und der Darm. Sie gibt ab, aber sie nimmt auch auf.

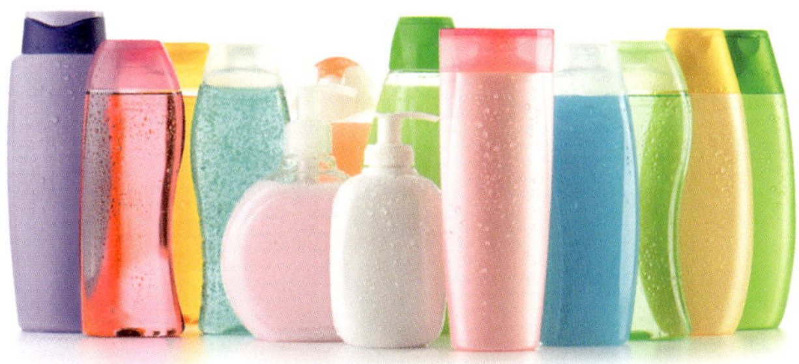

Dabei helfe ich Ihnen nun, denn die vielen Erfahrungen, die ich über zwei Jahrzehnte gesammelt und mit vielen Firmen, Labors und Untersuchungen aufgearbeitet habe, müssen Sie ja nicht alle noch einmal wiederholen.

Hier nun eine Liste der Stoffe, von denen ich Ihnen wirklich dringend abrate! Nutzen Sie die Liste, um Ihr Badezimmer danach zu durchforsten, welches der Produkte sie wohl lieber entsorgen oder sicher nicht mehr nachkaufen. Nehmen Sie die Kurzliste (siehe Beilage) im Buch heraus und stecken Sie sich diese in Ihre Handtasche, damit Sie beim nächsten Einkauf besonders auf die negativen Inhaltsstoffe achten können.

Kosmetik-Inhaltsliste

Worauf Sie beim Kauf achten sollten!

Aluminium, Aluminium Silicate, Aluminium Chlorohydrate usw.

Aluminium ist ein metallisches Element, das vielfach bei der Herstellung von Flugzeugbauteilen und Prothesen sowie als Bestandteil von schweißhemmenden Mitteln und Antiseptika verwendet wird. Am häufigsten wird Aluminium aber in der Lebensmittelindustrie eingesetzt.

Gerade Dosen und andere Artikel der Verpackungsindustrie beinhalten häufig Aluminium. Als Inhaltsstoff finden wir Aluminium sehr oft in Deos, in Eau de Toilette und in Sprühartikeln, weil sie als effektivstes Anti-Schweißmittel gelten. Die Problematik ist, es irritiert auf Dauer die Haut und trocknet sie aus. Es können Granulome (Gewebeknötchen, Riesenzellen) entstehen. Aluminium wird unter Experten auch bei Lebensmittelverpackungen als bedenklich angesehen, da es ein weiches Metall ist und in den Lebensmitteln nachgewiesen werden kann. Experimente haben ergeben, dass schon äußerst gering dosiertes Aluminium die natürlichen elektrischen Impulse von Nervenzellen blockiert, das heißt, die Nervenaktivität drastisch herabsetzt. Dadurch verlangsamt sich das Nervensystem. Das wiederum hemmt die Enzymbildung und führt schließlich zu Gedächtnisverlust und Muskelschwund. Aluminium wird mit der Alzheimer-Krankheit und mit Brustkrebs in Verbindung gebracht.

Erst in den letzten 15 Jahren wurde das in der Medizin verwendete Aluminium als mögliches toxisches Element erkannt und seine pathogenetische Rolle bei verschiede-

Dies sind einige wirklich sehr fragwürdige Inhaltsstoffe. Achten Sie darauf und vermeiden Sie diese, so gut es geht.

Aluminium, Aluminium Silicate, Aluminium Chlorohydrate usw.

nen Erkrankungen genauer erforscht. Aluminium kann als Rückstand im Blut nicht nachgewiesen werden. Erst die Erkenntnis, dass sich Aluminium in Muskel- und Hirnzellen absetzt, hat die Forscher aufschrecken lassen. Die Lebensmittelindustrie wehrt sich verständlicherweise gegen diese Forschungsresultate.

Collagen

Wir sprechen hier nicht vom körpereigenen Collagen. Dieser wichtige Eiweißbestandteil macht rund 30 % des Gesamtgewichtes aller Eiweiße im Körper aus. Das in Kosmetika verwendete Collagen ist ein unlösliches Faserprotein, das wegen seiner Größe nicht in die Haut eindringen kann. Das Collagen, das man in den meisten Hautpflegeprodukten findet, wird aus Tierhäuten und zermahlenen Hühnerfüßen gewonnen. Die Substanz legt sich wie ein Film über die Haut und lässt sie nicht mehr atmen.
Natürliches hauteigenes Collagen kann nur der Körper selbst bilden. Die Anwendung in Kosmetika ist unsinnig und bewirkt eher das Gegenteil des Gewünschten.

EXTRA

DEA (Diethanolamine), Ethanolamine, Triethanolamine (TEA), Monoethanolamine (MEA)

Ein farbloser Alkohol, der normalerweise als Lösungsmittel, als Emulgator (Verbinder) und als Reinigungsmittel verwendet wird. In Körperlotionen wirkt DEA als Weichmacher oder als Feuchthaltemittel in Hautpflegeprodukten. Falls Diethanolamine zusammen mit Nitraten verarbeitet werden, reagieren diese chemisch miteinander und führen möglicherweise zu krebserzeugenden Nitrosaminen. Obwohl in früheren Studien DEA selbst nicht als krebserregend galt, zeigen neueste Studien krebserzeugendes Potenzial, auch ohne Nitratverbindungen. Nicht genug dessen sind Diethanolamine unter anderem auch haut- und schleimhautreizend. Die sehr ähnlichen, noch häufig verwendeten Ethanolamine, wie Triethanolamine (TEA) und Monoethanolamine (MEA), sollte man auch meiden.

Fluoride

Das Amt für Umweltschutz (Environmental Protection Agency) in den USA hat Fluorid offiziell als Giftstoff taxiert. Fluorid ist ein Umweltgift, welches sich in der Natur nicht abbaut. Es ist ein rein industriell erzeugtes Abfallprodukt. Dr. Dean Burk vom National Cancer Institute (Nationales Krebsinstitut) sagt: »Fluorid verursacht häufiger und schneller Krebs beim Menschen als jede andere chemische Substanz.« Wir sollten unter keinen Umständen Fluoride zu uns nehmen, denn diese fördern Krankheiten in jeder Weise. Zwar sind dem Fluorid zahnschmelzhärtende Eigenschaften gutzuschreiben. Allerdings sind die negativen Belastungen auf den Körper durch Fluorid bedeutend größer als dieser vergleichsweise geringe Vorteil. Zahnschmelz kann auch anders gehärtet werden, rein pflanzlich.

Ikea sei dank – wir erinnern uns doch noch an den Skandal. Jetzt sind wir gegen Formaldehyd in Möbeln sensibilisiert. Kaum jemand weiß aber, dass es nach wie vor unkontrolliert sogar direkt auf unserer Haut landen kann. Prinzipiell ist es in der Kosmetik verboten, es wird aber wegen seiner geringen Kosten und großartigen Wirkung gegen Pilze weiterverwendet. Jetzt wird es eben in chemischer Komposition verwendet, so dass es sich erst später (spätestens beim Kontakt mit der Haut) freisetzt! Beachten Sie dabei die Urea-Zusammensetzungen, zum Beispiel: Diazolidinyl Urea, Imidazolidinyl Urea, Polyoxymethylene Urea. Unkorrekt ist, dass diese Bezeichnungen auf Urea schließen lassen. (Urea allein ist nichts anderes als positiv zu bewertender Harnstoff; die hier genannten Stoffe haben jedoch mit Harnstoff überhaupt nichts zu tun!). Substanzen wie Bronidox, Bronopol, Diazolidinyl-Harnstoff, 2-Bromo-2-Nitropropane-1,3-Diol, 5-Bromo-5-Nitro-1,3-Dioxane oder Substanzen mit den Buchstaben MDM, DM, DMDM, DMHF oder DEMD davor, wie DMDM Hydantoin, sind ebenfalls Formaldehyd-Freisetzer; ebenso wie Dimethyl Oxazolidine.
Die Formaldehydabspalter sind farblos. Es ist ein giftiges Gas. Die Substanz gilt als Reizstoff und als krebserregend. In Kombination mit Wasser findet Formaldehyd als Desinfektionsmittel, als Fixierungsmittel oder Konservierungsmittel Verwendung. Formaldehyd ist in vielen kosmetischen Produkten und vor allem in herkömmlichen Nagelpflegesystemen enthalten. Schon in geringen Mengen reizt dieser krebsverdächtige Stoff Schleimhäute und kann Allergien auslösen.

Formaldehyd, Diazolidinyl Urea, Imidazolidinyl Urea, Polyoxymethylene Urea, Bronidox, Bronopol, Diazolidinyl-Harnstoff, 2-Bromo-2-Nitropropane-1,3-Diol, 5-Bromo-5-Nitro-1,3-Dioxane, MDM, DM, DMDM, DMHF oder DEMD vor dem Inhaltstoff, wie DMDM Hydantoin

Mineralöl, Paraffin, Petrolatum, Mineral Oil, Cera Microcristallina, Ceresin, Silicone Quaternium, Ozokerit

Dieselkraftstoff einmal anders verkauft. Viel teurer – aber trotzdem einfach Erdöl! Mineralöl ist ein Stoff, der sich sehr häufig in Kosmetika, also in Seifen, Cremes, Ölen etc. verbirgt – mit Namen wie Petroleum-Derivat Paraffinum, auch bekannt als Petrolatum, Mineral Oil, Cera Microcristallina, Ceresin, Silicone Quaternium oder Ozokerit. Es ist ein Rohöl-Derivat (Petroleum), das industriell als Schneidflüssigkeit und Schmieröl genutzt wird. Also im Motor, zum Kühlen in der Industrie usw. Die extrem seidig-weiche, feine Konsistenz ist natürlich verlockend. Das Paraffin eignet sich dementsprechend gut, um dem Kunden eine hydrierende, hauterweichende Eigenschaft vorzugaukeln, da es sich wie ein geschmeidiger Film über die Haut zieht. Aber wirklich nur vorgaukeln! In Wirklichkeit passiert aber genau das Gegenteil: Es lässt die Haut nicht mehr atmen. Der erste Effekt der seidenweichen Haut lässt nach. Jahr für Jahr braucht man mehr von der Substanz. Die Haut unter dem Öl erstickt, hört mit der hauteigenen Feuchtigkeitsproduktion auf und wird runzelig und faltig.
Sehr gut kann man das bei Frauen beobachten, die häufig Lippenstifte mit Mineralölen verwenden (auch Lippen-Fettstifte). Die Falten um den Mund werden tiefer. Kein Wunder, die Haut hat aufgegeben und lässt sich fallen.

Finger weg!
Ich kann es Ihnen nur raten!

SLS, Sodium Lauryl Sulfate, Sodium Laureth Sulfate

Das ist die kühnste Waffe der Kosmetikindustrie. Das Schlaraffenland der Kosmetikfinanzwelt. Denn SLS ist rein synthetisch, extrem billig und sozusagen die Gelddruckmaschine im Keller der reichen Beauty-Multis. Eigentlich ist es ein scharfes Reinigungs- und Netzmittel, das in Garagenbodenreinigern, Maschinenentfettern und Produkten zur Autowäsche vorkommt. Sodium Lauryl Sulfate gilt unter Wissenschaftlern als aktives Hautallergen. Augen, Gehirn, Herz und Leber absorbieren dieses Gift. Leider wird es dort auch angelagert, was zu Langzeitschäden führen kann.

Allgemein kann Sodium Lauryl Sulfate Heilungsprozesse verzögern, bei Erwachsenen grauen Star verursachen und bei Kindern dazu führen, dass sich die Augen nicht richtig entwickeln. Hier kommt der besagte Shampoo-Effekt. In Verbindung von Laurylalkohol mit Ethylenoxid kann SLS einen Betäubungseffekt auslösen. Das will man ja eigentlich, denn dann brennt das Shampoo glücklicherweise nicht mehr.

Wissen Sie noch, wie Sie als Kind waren? Haben Sie da nicht auch immer beim Haarewaschen die Augen zugekniffen? Das gibt es Gott sei Dank nicht mehr – oder? Allerdings mit fatalem Nebeneffekt!

EXTRA

Triclosan

Triclosan ist ein Antibiotikum. Richtig! Ein Antibiotikum, das über Kosmetika auf Dauer zugeführt wird! Triclosan besitzt wie alle Antibiotika die Fähigkeit, resistente Bakterien zu erzeugen.

Was für ein Irrsinn.

Natürlich tötet Triclosan die natürliche Bakterienflora der Haut ab. Triclosan kann sich außerdem durch Sonnenlicht in Dioxine zersetzen.

Propylene Glycol

Ein weiterer Gruß aus der Pumpstation der Öl-Multis. Propylene Glycol wird aus Mineralöl gewonnen und ist in Kosmetika als Feuchthaltemittel und Weichmacher eingesetzt, wirkt aber auch wie ein Konservierungsmittel.

Wir haben es wahrscheinlich in unserem Bad stehen, ob als Deo oder Aftershave. In Shampoos, Hautcremes und Körperlotionen sorgt es dafür, dass wir glauben, ein hochwertiges Produkt zu benutzen. Eine Creme mit Propylene Glycol macht die Haut schön weich. Leider hat das Ganze auch eine Kehrseite. Propylene Glycol kann auf der Haut allergische Reaktionen hervorrufen. Gefährlich wird es aber vor allem, wenn es – durch die Haut – zu Nieren und Leber gelangt und dort Schäden anrichtet.

Parabene

Parabene stoppen zum Teil die Aktivität von Enzymen und können dadurch besonders gefährlich für die Gesundheit sein. Gerade Frauen reagieren sehr häufig negativ auf Parabene. Vor allem in Deos gelten sie als besonders krebsverdächtig!
Parabene finden sich leider in sehr vielen kosmetischen Produkten. Glücklicherweise gibt es einen Gegentrend, denn die Industrie fängt immer mehr an, Produkte ohne Parabene herzustellen – ähnlich wie bei Silikonen. Wie die Funktion ersetzt wird, ist dann häufig leider doch noch eine fragwürdige Sache.

Ein weiterer negativer Aspekt für alle rein synthetischen Inhaltsstoffe: ALLE diese Stoffe machen SAUER! Nebst den zum Teil wirklich sehr schädlichen Wirkungen dieser Produktinhaltsstoffe säuern sie Ihre Haut auch noch.

EXTRA

WIE INNEN, SO AUCH AUSSEN

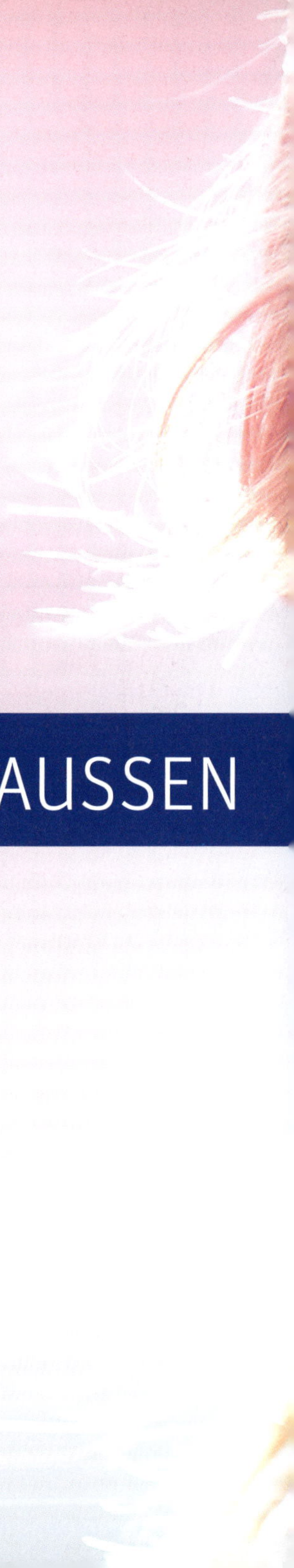

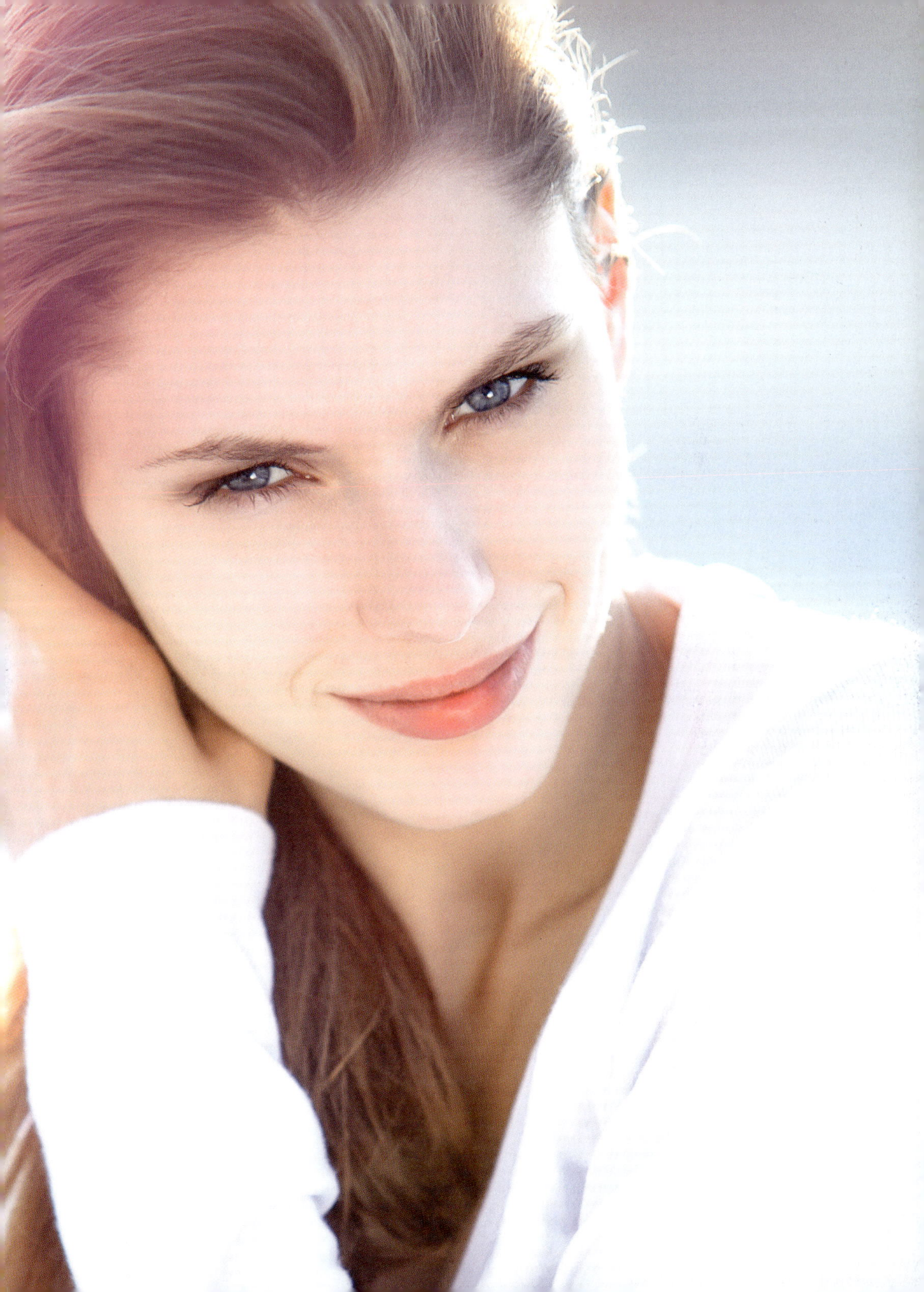

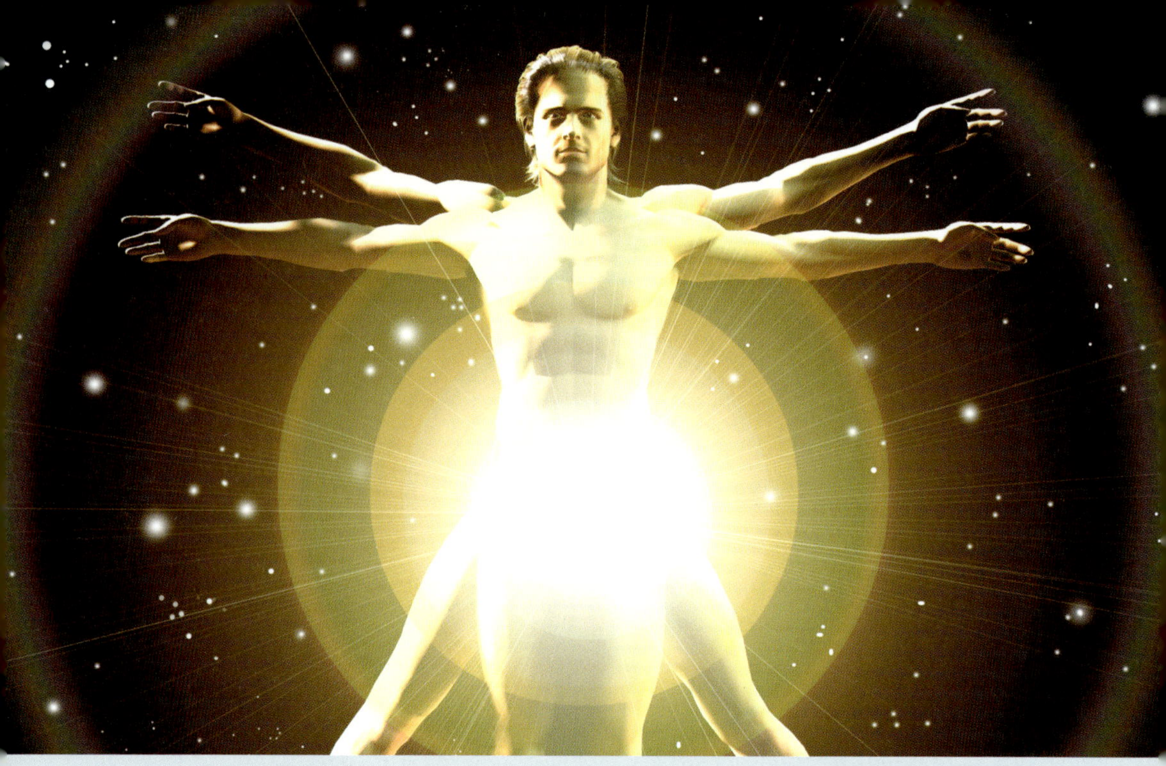

Schönheit wissenschaftlich definiert

Stellen Sie sich vor, es gäbe eine klare Definition von Schönheit. Eine wissenschaftlich belegte Erklärung. So und nicht anders ist Schönheit. Punkt.

> **Wie denken Sie, würden alle Menschen in kurzer Zeit aussehen? Genau so. Wie die Wissenschaft es beschreibt. Zum Glück ist das unmöglich, denn Schönheit liegt immer im Auge des Betrachters!**

Um sich attraktiv und schön zu machen, investieren wir jedoch viel. Nicht alle von uns, aber immer mehr. Man will ja Eindruck auf andere Menschen machen.
Wenn ich in Interviews frage: »Was denkst du, wieso verbringst du so viel Zeit damit, dich täglich mit viel Aufwand

schön zu gestalten?«, erhalte ich eigentlich immer dieselbe Antwort: »für mich«.
Das ist aller Ehren wert. Aber leider völlig unwahr.
Wenn wir dann sinnbildlich 20 Jahre lang auf die Insel verschwinden und plötzlich klar wird, was denn im Leben wirklich wichtig ist, spätestens dann wird offensichtlich, dass wir unsere Fassade nicht für uns, sondern wirklich für unsere Mitmenschen aufsetzen.

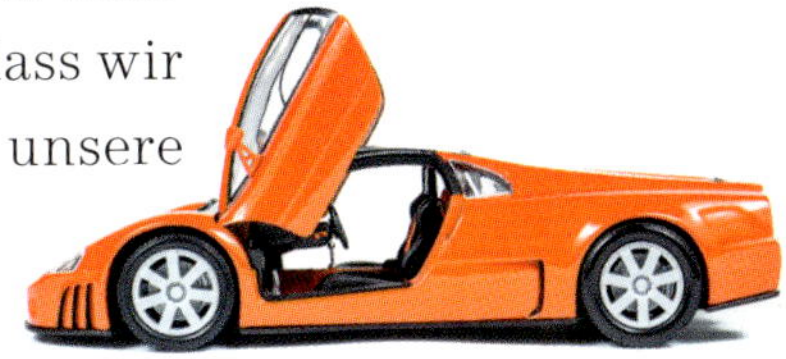

Das ist aber in Ordnung und darf auch so sein.
Oder was denken Sie, wieso quetscht sich ein 65 Jahre alter Mann in einen Ferrari oder sonst einen noblen Sportwagen? Obwohl er kaum mehr aussteigen kann und das Fahrzeug ja laut und unbequem ist? Mit einem komfortablen Minivan hätte er es einfacher. Und natürlich fährt er mit dem Ferrari nur sonntags durch die Dörfer: »Er darf nicht zu viele Kilometer haben.« Ja klar, denn 300 km von seiner Heimat entfernt, würde ihn ja auch niemand erkennen. Auch Autos, Häuser, Gärten und vieles mehr sind Statussymbole.

Wieso auch nicht. Jeder der etwas dagegen hat, ist ein Heuchler! Da will mir jemand erklären, dass mein Auto zu protzig ist. Selbst trägt er aber einen Anzug mit Krawatte. Wieso? Er will Eindruck auf mich und andere Menschen machen. Soll mir einmal irgendjemand erklären, welcher funktionelle Nutzen eine Krawatte hat! Genauso wie eine Wimperntusche oder ein Ferrari. Man will damit auffallen und sich dabei gut fühlen. Die Wege sind unterschiedlich. Ich will Ihnen hier aufzeigen, wie Sie von innen heraus strahlen können, so dass jedes Auto, jede Kosmetik und jedes Designerkleid dagegen erblasst!
Ich will, dass Sie schön sind!
Und das geht unter anderem mit der Definition von Schönheit und guter Ausstrahlung aus Sicht der Traditionellen Chinesischen Medizin. Allerdings muss ich gestehen, dass wir uns seit

Man will Eindruck schinden und sich positionieren. Ist doch legitim. Der Pfau hat sein Federnrad auch ohne jegliche Funktion – nur der Rituale wegen.

den 80er-Jahren, seit die TCM bei uns im Westen angekommen ist, viel, ja sogar sehr viel weiterentwickelt und -geforscht haben. Wir sind heute der Überzeugung, dass die emotional krank machenden Faktoren wesentlicher sind für unsere Gesundheit und damit auch Schönheit als die rein körperlichen, die in der klassischen asiatischen Medizin die Hauptrollen spielten.

Bei der TCM werden die schöne Haut, die Strahlkraft und das gute Aussehen durch fünf Faktoren bestimmt:

1 Shen – der inneren Geist, der die Strahlkraft der Augen ausmacht. Mehr dazu Seite 82 ff.

2 Die Leberenergie – die man ebenfalls in den Augen sehen kann. Sie drückt Wut und Zorn aus. Sie haben das sicher schon oft erlebt: Jemand, den Sie gut kennen, kommt auf Sie zu, und Sie erkennen sofort: »Der ist stinkig«. Wenn Sie dann fragen: »Was ist, wieso bist du wütend?«, kommt vielleicht die Antwort: »Es ist nichts, schon alles gut« – aber Sie wissen, Sie spüren und Sie haben vor allem in seinen Augen gesehen: da stimmt etwas nicht. Was Sie gesehen und vor allem gespürt haben (siehe dazu später die Spiegelneuronen, Seite 77 ff.) ist das Leber-Qi (Leberenergie). Sie gilt es zu beruhigen. Ich gebe den Menschen Kräutertees, die sie abends zu sich nehmen sollen. Damit beruhigt sich die Leber über Nacht, man schläft besser, und in der Früh ist man entspannter. Man strahlt mehr – man ist schöner! Wut, Zorn und Aggression können damit losgelassen werden.

3 Der Darm – denn unsere Haut ist das Spiegelbild unseres Darmes. Nicht erschrecken, aber ich kann Ihren Darm im Gesicht erkennen. Dazu auch mehr später im Buch.

4 Die Lunge ist der Gegenspieler des Darmes. Durch gezielte, aktive Atmung kann die Lunge in Bewegung gebracht werden. Sie reguliert das Abwehrenergiesystem (Wei-Qi) des Körpers. Das Lungen-Qi spürt man auf der Haut.

Die fünf Schönheitsfaktoren nach TCM:

- Geist
- Lunge
- Leber
- Blut
- Darm

5 Xue – das sind die Säfte aus der Sicht der TCM. Unter anderem ist damit der Saft Blut gemeint. Er ist der zweitstärkste Saft in unserem Körper. Blut sollte ausgeglichen sein, damit die Versorgung und der Abtransport ungestört funktioniert. Leider kann der Saft Blut aus Sicht der Traditionellen Chinesischen Medizin aber auch gestört sein, so z. B. bei zu wenig Blut (Unterdruck, Migräne), zu viel (Überdruck, Hochdruck), zu heiß (Rötungen aller Art), Stagnation (Hitzewallung, Ansammlungen wie Ödeme etc.) und wenn weitere Disharmonien vorliegen. Eine gesunde, vitale Blut-Säfte-Versorgung zeigt sich in ruhiger und strahlender Haut.

Frage? Ach ja – welcher Saft ist denn energetisch der wertvollste und aktivste überhaupt? Der Jungbrunnen par excellence? Eindeutig die Sexualsäfte!

Bitte lesen Sie das Buch trotzdem zu Ende und versuchen Sie nun nicht gleich Ihre stärksten Energiesäfte in Wallung zu bringen. Nun – eigentlich kann mir das egal sein –, ich gönne es Ihnen. Aber kommen Sie später wieder zurück und lesen Sie weiter. Ich habe da noch zwei, drei andere Tipps, die Sie interessieren könnten.

Alle diese Systeme sind in der komplexen Struktur der Fünf Elemente zusammengefasst. Zudem durchziehen Meridiane (Energieleitkanäle) den ganzen Körper, mit zahlreichen Akupunkturpunkten, die jeweils direkt Organfunktionen zugeordnet sind. Alle sind miteinander verbunden. Dadurch gibt es viele Überschneidungen, Verkettungen und gerade in der Akupunktur sehr, sehr viele Behandlungsvarianten.

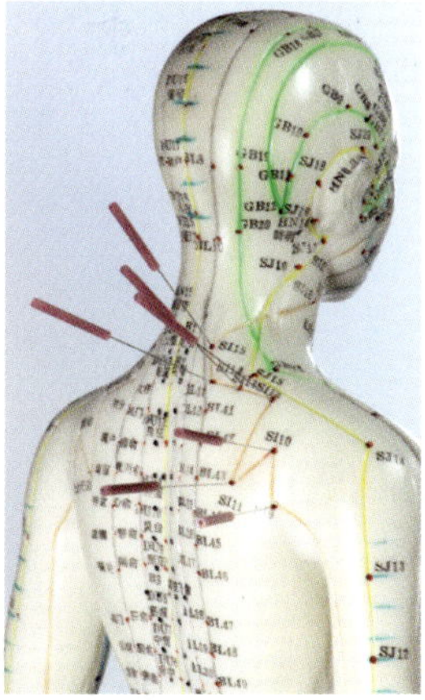

Darstellung der Meridiane und Akupunkturpunkte

Die TCM definiert nun also die Schönheit mit der Strahlkraft der Augen, der Haut/des Gesichts und der Körperhaltung. Diese Informationen gelangen auch in unser Unterbewusstsein (Spiegelneuronen). Wenn wir also Wert auf diese drei wichtigen Ausprägeformen unseres Körpers legen, wirken wir nach außen hin schön.

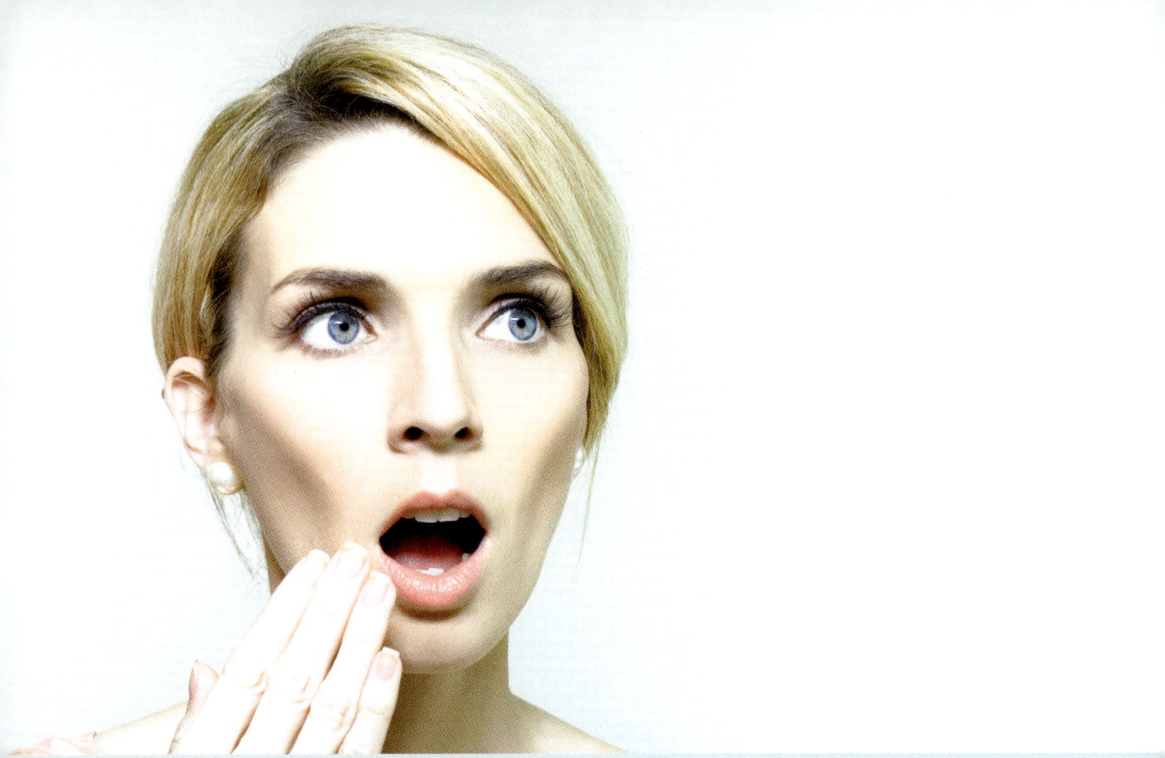

Dein Gesicht sieht aus wie dein Darm

Tut mir leid. Ich wollte Sie nicht verärgern.

Aber leider ist es so – unser Darm zeigt sich im Gesicht und auf der ganzen restlichen Haut.

Aus Sicht der Traditionellen Chinesischen Medizin gibt es eine sehr wichtige Energieleitbahn für die Haut: den Dickdarmmeridian.

Der Dickdarm ist evolutionär aus der Haut heraus in den Körper hineingewachsen. Übrigens auch die Lunge – Dickdarm und Lunge werden beide dem Element Metall zugeordnet.

Gut beobachten können wir das auch bei der Entwicklung einer befruchteten Eizelle zum Embryo. Aus ihr entstehen drei Keimblätter, aus denen sich alle Organe und Körpergewebe entwickeln. Aus dem äußeren Keimblatt entstehen die Orga-

ne, die direkten Kontakt zur Außenwelt haben und auch das Körperäußere ausmachen: Haut, Lunge und Darm.
Leider ist der Dickdarm das »Ende« der Nahrungskette, deshalb wird er meistens nur als »notwendiges Übel« wahrgenommen. Dabei steckt gerade im Dickdarm (überhaupt im Darm) die Grundlage der Lebensenergie-Gewinnung. Durch den direkten Zusammenhang von Darm und Haut ist das Aussehen der Haut vom Darm maßgeblich abhängig!
Nur, unsere Därme sehen häufig aus wie das, was sie transportieren: »besch...« Sie wissen, was ich meine.
Dabei sollte der Darm aktiv, dynamisch und gut gereinigt sein. Meistens ist er aber ausgelaugt, ausgedehnt, entzündet und voller Ablagerungen, die schon längst ausgeschieden gehören.

Der Dickdarmmeridian ist eine Yang-Leitbahn. Auf ihm befinden sich zwanzig Punkte. Der Dickdarmmeridian ist mit dem Lungenmeridian verbunden.

> Die meisten Menschen wissen noch nicht einmal, dass sie ihren Darm dringend sanieren müssen. Es gibt Patienten über Patienten, denen eigentlich vor allem damit geholfen wäre, dass ihr Darm richtig saniert wäre.

Die jahrelange Ernährung mit künstlichen, konservierten, bestrahlten und mit vielen synthetisch-chemischen Zusätzen versehenen Nahrungsmitteln hat ihren Darm lahmgelegt.

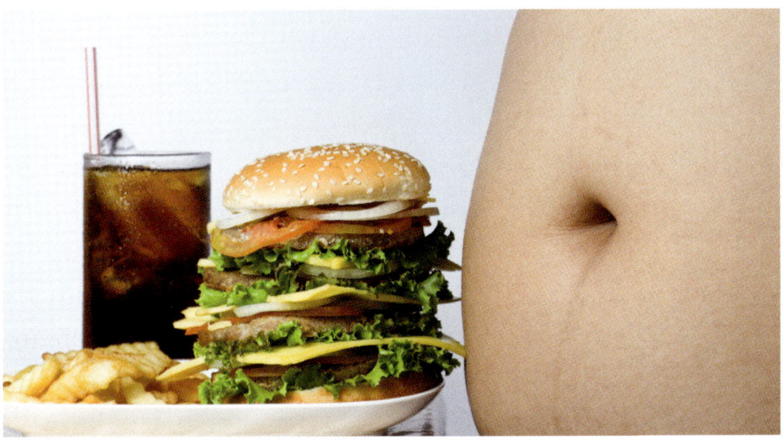

Eine ungesunde Ernährung wirkt sich auf unseren Darm aus.

In Beratungen müssen Naturheilkundler bei jeder zweiten Person (eigentlich schon fast bei allen – wenn sie nicht gerade Aktivsportler sind) erwähnen, dass sie ihren Darm einmal sanieren müssten. Dringend!

Häufig kann eine weitere Beratung erst dann stattfinden, wenn der Darm aufgeräumt wurde. Das dauert ein bis drei Monate. Danach kann man weitersehen – sofern es überhaupt noch nötig ist. Acht von zehn »Fällen« lösen sich in Nichts auf, sobald der Darm saniert ist!

Wenn wir uns unsere innere Strahlkraft erhalten, sind wir fast perfekt.

Und – man sieht es den Menschen an.

Die Haut im Gesicht, aber auch am ganzen Körper ist das Spiegelbild des Dickdarms. Ob ein entzündeter Darm auf der Haut zu sehen ist (Rötung, Hitze) oder ein träger Darm (fahle Gesichtsfarbe), ein ausgestülpter, überlasteter Darm (Bindehauterschlaffung) oder sonst eine Hautform, -farbe, -aktivität erkennbar ist – es lassen sich immer direkte Rückschlüsse auf den Darm ziehen.

Der Darm ist ein großartiger Sammler. Leider.

In Forschungen hat man bei 70-jährigen Menschen im Darm Muttermilch-Rückstände gefunden.

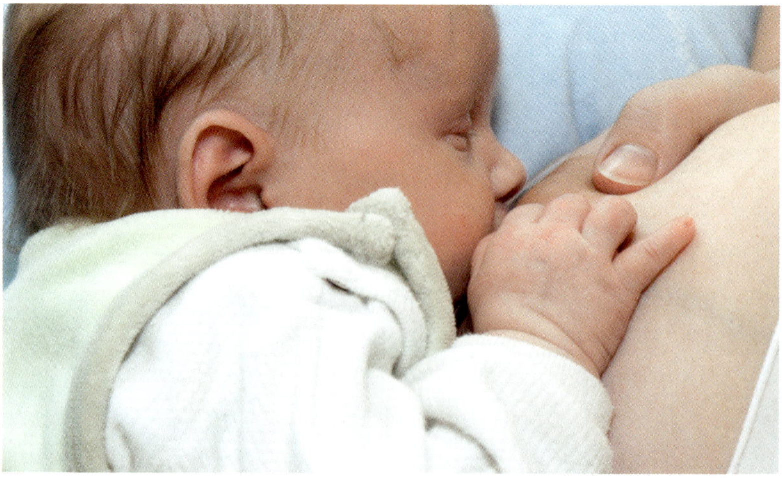

Unser Darm vergisst kein einziges Nahrungsmittel ...

Wollen Sie das wirklich noch IN sich tragen?
Das heißt, Sie tragen in Ihrem Darm 10-, 20-, 30-jährigen und noch älteren Ballast mit sich. Und das macht den Darm inaktiv. Ein schmutziger Besen kehrt auch nicht mehr richtig.

Was meinen Sie, sollten Sie jetzt gleich zum Fasten gehen?
Nein! Denn interessant ist, dass bei Menschen nach mehrwöchigen Fastenkuren in ihrem Darm nach wie vor die alten Reste zu finden sind. Darmsteine sind nicht ausgeleitet worden. Das heißt, eine Fastenkur mag sinnvoll für die Entschlackung sein, der Darm wird dabei aber nicht wirklich saniert.

Durch das Fasten soll der Körper dazu angeregt werden, sich von Stoffwechselschlacken und Giftstoffen zu befreien. Fasten kann aber auch Alltagsstress abbauen.

Was beim Fasten passiert ist, dass Kot-Reste aus dem Darm ausgeschieden werden.
Aber spätestens nach drei Tagen ohne Essen beginnt der Darm sich zurückzulehnen und in Urlaub zu gehen. Was soll er denn noch tun, er kriegt ja nichts mehr zum Arbeiten. Das ist natürlich dumm, denn der Darm sollte ja nicht zum trägen Organ erzogen, sondern wenn möglich aktiviert werden. Wenn die Peristaltik (also die Darmtätigkeit, der Darm ist ja ein Muskel) nicht wesentlich verbessert und aktiviert wird, können wohl kaum ein alter Darmstein, eine Münze, die Sie mit drei Jahren geschluckt haben, oder die oben genannten Muttermilchrückstände ausgeschieden werden.
Unter anderem aus diesem Grund lehnt die TCM reine Fastenkuren ab. Dabei gibt es noch mehr Gründe. So nimmt man dem Körper das Gu-Qi (die Nahrungsenergie aus Sicht der TCM) weg und damit praktisch den Brennstoff für eine aktive Zellverbrennung! Der Stoffwechsel wird heruntergefahren.
Eine vernünftige Umstellung der Ernährung ist ratsamer. Mit dem BodyReset-Programm geht's einfach und schnell.
Wir halten uns hierbei an die Aktivierung des Darms mit Hilfe von Vitaldrinks.

Durch die natürlich vorkommenden Bakterien *Lactobacillus Acidophilus (LC)* wird der Darm aufgebaut und aktiviert. In Pulverform sind diese Lebendkultur-Bakterien im Schlafzustand. Sobald sie mit Wasser in Berührung kommen, beginnen sie das Tanzen.

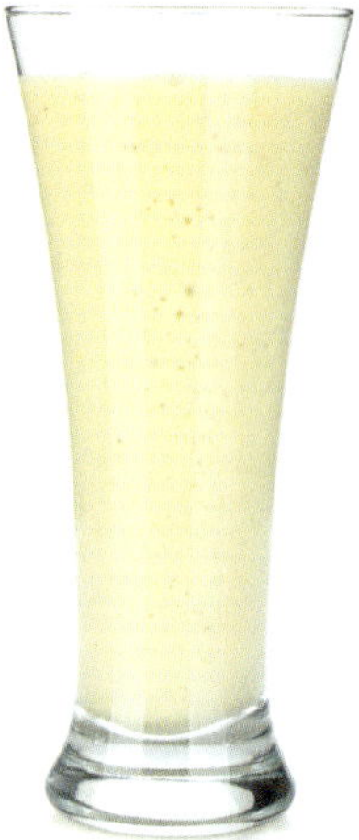

Viele Wege führen zu einem vitalen, aktiven Darm. Vitaldrinks tun ihr Gutes dabei.

Wird der Drink – der übrigens auch sonst sehr viele Vitalstoffe in sich birgt – nun täglich zweimal getrunken, kann die Kombination an probiotischen Bakterien mit den restlichen Vitalstoffen Folgendes bewirken:

- Die Darmflora wird regeneriert und neu besiedelt.
- Fäkalstoffe werden gebunden und ausgeleitet.
- Die Darmperistaltik (Aktivität) wird massiv erhöht, und somit werden durch die große Muskelbewegung auch alte Abfallstoffe aus dem Darm herausbefördert.
- Candida-Pilze sind nach ein bis drei Monaten (unter Nachweis durch Dunkelfeldmikroskopie) reguliert.

Mehr kann man sich von einem gesunden, vitalen Darm nicht wünschen.

Wichtig für den Darm ist, dass man ihn bewegt. Der Darm ist ein Muskel. Stellen Sie sich vor, Ihr Darm bewegt sich derzeit – und vielleicht seit Jahren – nur noch »mit dem Rollstuhl«. Er muss ja nicht laufen, da er Nahrung als Fast Food bekommt, ohne irgendwelche nennenswerten Ballaststoffe.

Nun wollen wir ihm das Laufen – ja gar das Marathonlaufen – wieder beibringen. Wie wird der Darmmuskel wohl reagieren? Richtig – mit wackeligen Beinen, kaum Kraft, täglich mehr Muskelkater und nur kleinen Erfolgsschritten.

Wenn er dann einmal steht, geht es mit viel Motivation weiter. Dann plötzlich kann er laufen, später vielleicht ein bisschen joggen, bis er schließlich mit dem richtigen Lauftraining beginnt.

Bitte – so müssen Sie sich Ihre Darmsanierung vorstellen. Zuerst: Durchfall, Verstopfung, unangenehme Winde, stinkende Winde, Unterleibsdruck, bis hin zu leichten Schmerzen und, und, und ...

> Und was haben wir schon mehrfach erwähnt? Die Haut ist das Spiegelbild Ihres Darmes!

Die beginnt nun auch, aktiv zu werden. Zuerst einmal mit Entgiften: Pickel, Rötungen, Juckreiz, unreine Haut aller Art sind die logischen Konsequenzen, die Sie erwarten und – ich bitte Sie wirklich sehr – akzeptieren müssen! Das heißt allerdings nicht, dass Sie alle so reagieren, und natürlich reagiert auch nicht jeder gleich. Aber ich will Sie einfach vorwarnen!

Die Dauer der negativen Begleiterscheinungen beträgt meistens ein bis zwei Wochen, maximal einen Monat. Danach geht die Dickdarmsanierung weiter. Die ganze Sanierung dauert drei bis sechs Monate.
Bis dahin verwenden Sie wohl eher etwas mehr Make-up. Denn – die Haut kann zwischendurch schon einmal den einen oder anderen Pickel entwickeln.
Ich will Sie nicht entmutigen. Vielleicht geht der Prozess auch nur zwei Wochen. Das ist häufig der Fall.
Aber – stellen Sie sich vorsichtshalber auf ein Quartal ein. Danach sieht Ihre Haut bedeutend besser aus. Nach der Kur ist Ihr Darm auf Vordermann, und Ihre Haut kann richtig durchatmen. Die Spannkraft hat sich wesentlich erhöht. Und Sie haben neue Lebensenergie.

Entschlackungstees und Vitaldrinks können auch nach dem Entschlackungsprozess noch eingenommen werden – in etwas geringerer Dosis, aber regelmäßig, zum Beispiel zweimal wöchentlich. Damit der Stand des »Hausputzes« Bestand hat.

Ich verwende für die Stoffwechselumstellung zusätzlich auch Kräuterteemischungen. Eine gute Entschlackung kann durch eine Teemischung gefördert werden. Meistens verläuft der Prozess der Entschlackung dadurch wesentlich schneller.

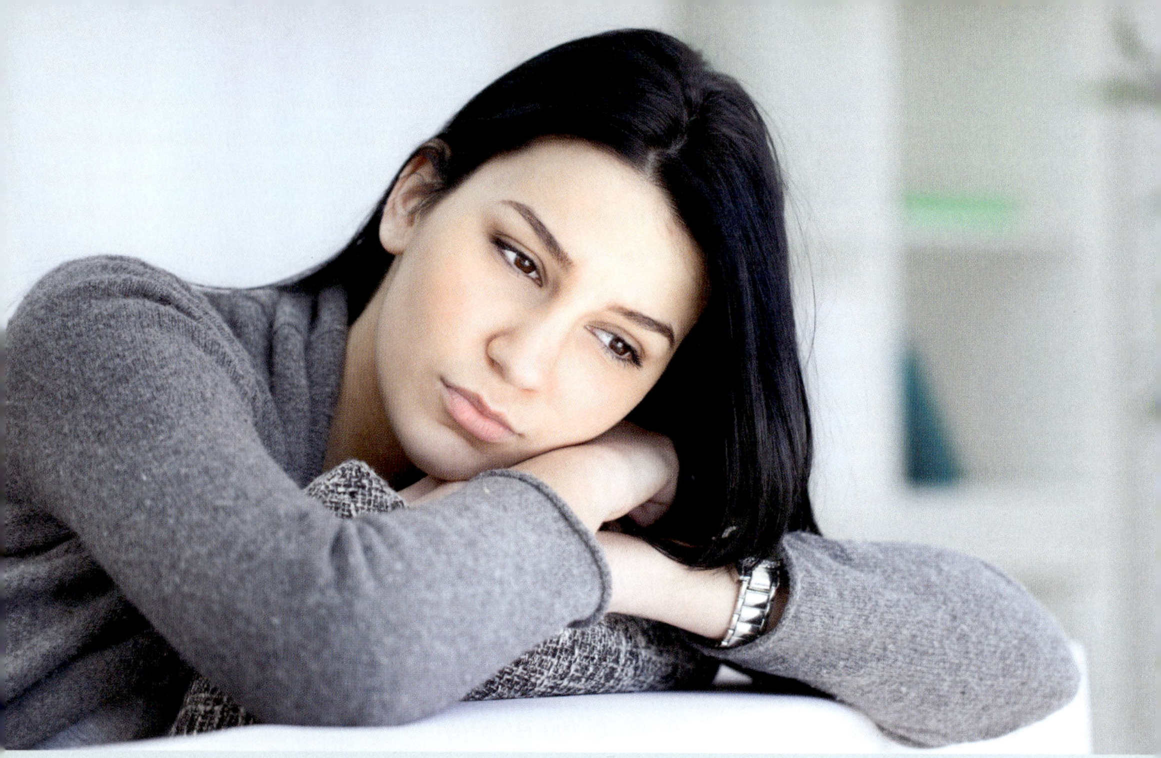

Spieglein, Spieglein in meinem Hirn …

Was du siehst, ist das Äußere, doch alle Kraft kommt aus der Harmonie deines Inneren.
(Shaolin-Überlieferung)

Schön SEIN, von innen heraus zu strahlen, zeigt, dass ein Mensch glücklich, zufrieden und harmonisch lebt. Viele Untersuchungen in der Medizin beschränken sich aber auf die Frage, welche Funktionen wir im biochemischen Sinne bei glücklichen und unglücklichen Menschen erkennen können. So sucht etwa die Hirnforschung krampfhaft nach Erklärungen, wieso ein Mensch glücklich ist und der andere nicht.

Dabei ist doch die wichtigste Frage, die wir uns stellen sollten: »Fühle ich mich wohl?«

Denn das Wohlgefühl können wir an uns selbst, aber auch an anderen Menschen ablesen. Es ist der wesentliche Baustein des Gesundseins, denn Gesundheit heißt an und für sich nichts anderes als »sich wohlfühlen«.

Die Traditionelle Chinesische Medizin hat nun einige Erklärungen gefunden, wieso jemand gesund aussieht und ein anderer Mensch nicht.
Aber hören Sie einfach einmal auf Ihre Intuition. Wenn wir ehrlich sind, erahnen oder gar erkennen wir schnell, wenn ein Mensch uns gegenüber sich nicht wirklich wohlfühlt. In diesem Falle kann er nach der Energiemedizin also sogar als krank bezeichnet werden.

Wieso erkennen wir das, obwohl wir keine professionell ausgebildeten Fachleute sind? Weil wir Menschen sind. Wir haben ein Gespür, eine Bioantenne. Wir sind sensibel.
Schönheit ist also nicht nur Ansichtssache, wir spüren sie sogar. Wir nehmen die Ausstrahlung eines anderen Menschen aktiv wahr.
Nun hat sich Prof. Joachim Bauer dieser Sache ausführlich gewidmet und eine Arbeit über sogenannte Spiegelzellen und Spiegelneuronen geschrieben. Als Hirnforscher hat er mithilfe von Studien herausgefunden, warum Menschen untereinander Beziehungen aufbauen können. Oder auch warum jemand sympathisch auf einen Menschen wirkt, während er den nächsten nicht riechen kann.
Gerne erkläre ich Ihnen nun die Funktion der Spiegelneuronen, um dann darauf zurückzukommen, wieso diese Funktion des »Strahlens« für unsere Schönheit von so enormer Bedeutung ist!

Erst Spiegelneuronen verleihen uns die Fähigkeit zu lieben!

Was sind denn eigentlich Spiegelneuronen? Es ist ein neurologisches System, dessen wesentliche Funktion darin besteht, dass sich Gruppentiere wie wir Menschen sozial aufeinander einstellen können.
Damit haben wir, aber auch Tiere, die Möglichkeit, sich nonverbal zu verständigen. Also auch ohne Worte. Spiegelneuronen veranlassen, dass wir mit unserem eigenen Organismus

einen Teil dessen spüren können, was sich im Körper eines Mitmenschen abspielt. Wir können also selbst miterleben, was andere Menschen gerade empfinden: ob Schmerz, Leid oder auch Freude und Wohlgefühl. Was für eine grandiose Erfahrung und Erleuchtung!

Die Spiegelneuronen sind der Schlüssel zu unseren Emotionen, zur Sprache und sogar zur Kultur.

Sie werden sich jetzt gleich denken: »Kann das sein, dass uns diese Spiegelneuronen helfen, uns in die Lage eines anderen zu versetzen?« Ja. Die Spiegelzellen unseres Gehirns versorgen uns mit intuitivem Wissen über die Absichten von Personen, deren Handlungen wir beobachten. Sie melden uns, was Menschen in unserer Nähe fühlen, und lassen uns deren Freude oder Schmerz mitempfinden. Spiegel-Nervenzellen sind die Grundlage emotionaler Intelligenz. Diese schon bewährte Erklärung hat mit den Spiegelneuronen nun eine wissenschaftliche Grundlage erhalten. Sie sind die neurobiologische Basis von Empathie und Sympathie, also von Einfühlungsvermögen und von Zuneigung.

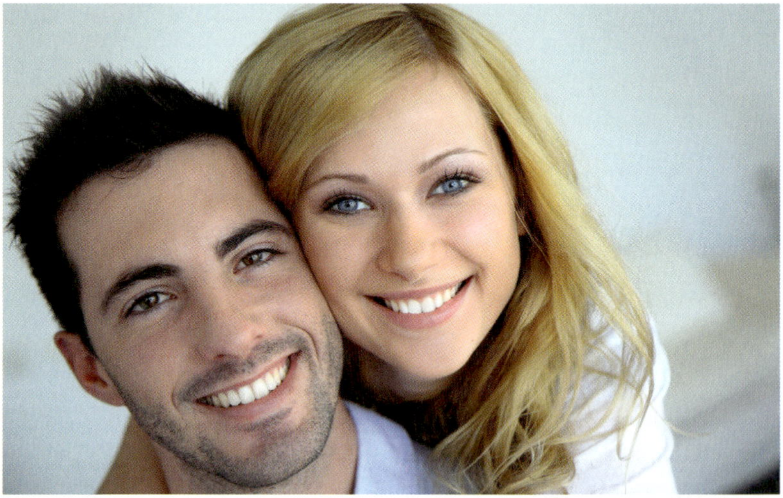

Strahlen vor Glück – erlebtes Wohlbefinden

Spiegelzellen sind aber nicht nur ein System, das uns Informationen über das innere Befinden des jeweils anderen gibt. Ob wir es wollen oder nicht: Indem wir einen anderen Menschen wahrnehmen, verändern wir uns selbst auch immer ein bisschen. Das heißt, Spiegelneuronen nehmen direkt Einfluss auf unsere Psyche, auf unseren Organismus und somit direkt auf unser Wohlbefinden. Und das Wohlbefinden definiert ja unsere Gesundheit.

Je gesünder wir sind und uns fühlen, desto aktiver strahlen wir das aus. Je größer unsere Ausstrahlung ist, desto schöner wirken wir auf unsere Umwelt!

Wenn wir nun noch verstehen, dass Liebe eine Frage richtig funktionierender Spiegelzellen ist, dürfte die Pflege dieser Spiegelzellen wohl plötzlich sehr wichtig werden. Es ist einfach so: Menschen, bei denen die Spiegelzellen nicht funktionieren, haben Schwierigkeiten, sich in andere einzufühlen und sie intuitiv – also schnell, ohne großes Nachdenken – zu verstehen. Diese Zellen sind die Basis für menschliches Verstehen, und die Liebe ist eine besonders zauberhafte Form der Spiegelung.

Verständnis ist ein Resultat von aktiven Spiegelzellen.

Wer liebt, strahlt, und wer liebt, sieht schöner aus!

Nun braucht es zu einer guten Beziehung zwei Voraussetzungen. Dabei sprechen wir von jeglicher Art der Beziehung. Also der partnerschaftlichen Beziehung, der beruflichen wie auch der freundschaftlichen Beziehung. Einerseits braucht man die Fähigkeit, sich auf den anderen einzulassen, andererseits muss dabei die eigene Identität gewahrt werden. Beides steht in einem Spannungsverhältnis. Das System der Spiegelneuronen begünstigt die Tendenz, sich in Richtung eines Menschen hin zu verändern. Das heißt, wenn unsere Spiegelneuronen aktiv und intakt sind, können wir uns einfacher mit Menschen unterhalten, wirken sympathischer und kommunikativer.

Wichtig ist nur, dass wir lernen, unserer Intuition zu vertrauen. Wir können üben, uns in unser Gegenüber einzufühlen. Am besten geht das, wenn wir öfter mit anderen über zwischenmenschliche Situationen sprechen und gemeinsam versuchen herauszufinden, was die dabei Beteiligten wohl gedacht oder gefühlt haben. Im Grunde ist das etwas, was gute Eltern, gute Erzieherinnen und Erzieher oder Lehrkräfte täglich mit Kindern und Jugendlichen machen sollten.

Die Erkenntnisse Prof. Joachim Bauers zeigen erfreulicherweise auch, dass in der biologischen Natur des Menschen eindeutig ein Wunsch nach Fairness, Kooperation und sozialem Zusammenleben verankert ist. Das heißt, wir wollen an und für sich immer das Gute – sofern unsere Spiegelneuronen intakt sind.

Die Spiegelneuronen eines Verbrechers sind demzufolge definitiv defekt!

Glücklicherweise kann man die Spiegelneuronen trainieren. Am einfachsten lässt sich das so illustrieren. Gehen Sie mit grimmiger Mimik und negativen Gedanken in eine Gruppe Menschen. Stellen oder setzen Sie sich dazu. Man wird Sie meiden.

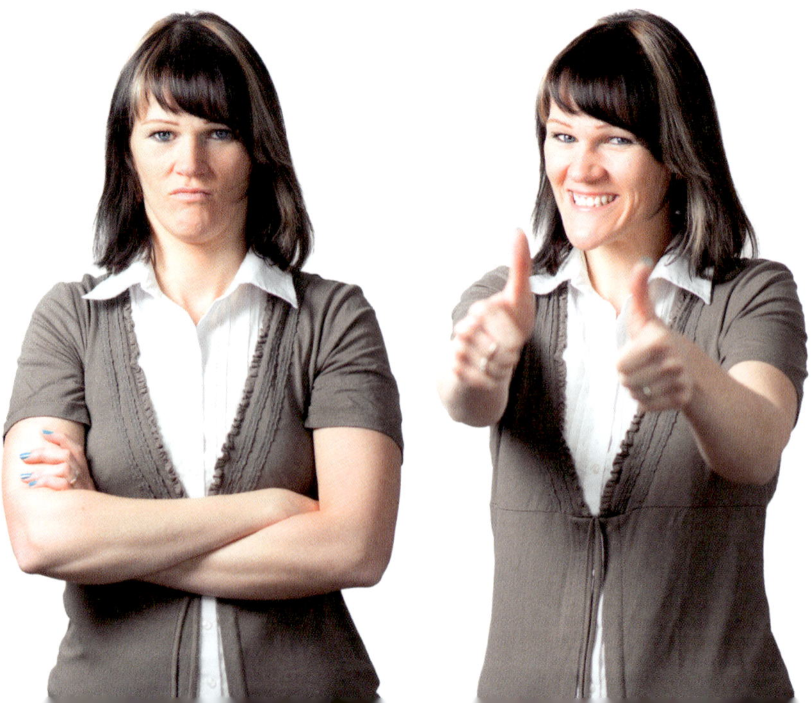

Wenn Sie positiv auf die Menschen zugehen, so wird dies auch erwidert.

Entfernen Sie sich wieder von der Gruppe und aktivieren Sie sich vor einem Spiegel zu guter Laune. Lächeln Sie sich selbst an. Damit aktivieren Sie Ihre Spiegelneuronen durch Ihre eigene Ausstrahlung. Ja, das geht! So einfach.

> Denken Sie an etwas Wundervolles.
> Aktivieren Sie viele schöne Bilder in Ihrem Kopf!

Nun gehen Sie zu dieser Menschengruppe zurück. Voller guter Energie, guter Gedanken und guter Laune. Seien Sie nicht überrascht, wenn Sie sofort angesprochen und umgehend in das Geschehen eingebunden werden.
So haben Sie schon den Beweis, dass Spiegelzellen trainiert werden können. Je freundlicher Sie nun mit sich und Ihren Mitmenschen sind, desto aktiver werden Ihre Spiegelzellen. Ganz einfach: Wie ich in den Wald rufe, so tönt es zurück. Resonanzgesetz. Ha, ist ja nichts Neues! Nun aber wissenschaftlich belegt. Nutzen wir diese Erkenntnis. Vor allem, weil wir so eine direkte und effektive Wirkung auf unseren Jungbrunnen besitzen! Denn glückliche Menschen leben länger, intensiver und wirken deutlich schöner!

Spiegelneuronen können trainiert und aktiviert werden. Sie können Ihr Glücklichsein üben und so Ihre Schönheit von innen fördern.

> Nun wissen Sie, dass Sie sich gute Energie zuführen und so in ein Wohlgefühl bringen können.

»Aber was nützt mir das für mein Aussehen?«, fragen Sie.
Viel. Sehr viel sogar! Denn entsprechend Ihrer Ausstrahlung werden Sie wahrgenommen. Ja, auch Falten und schütteres Haar können davon nicht ablenken, wenn Sie eine gute Ausstrahlung mitbringen. Zudem ist es so, dass ein zufriedenes, entspanntes und glückliches Gesicht sich in der Mimik einprägt. Und ein Lächeln benötigt nur 6–8 Muskeln im Gesicht. Ein grimmiges Gesicht wird von 40 und mehr Muskeln produziert. **Was denken Sie nun, welches Mienenspiel Ihrer Haut langfristig wohl zuträglicher sein wird?**

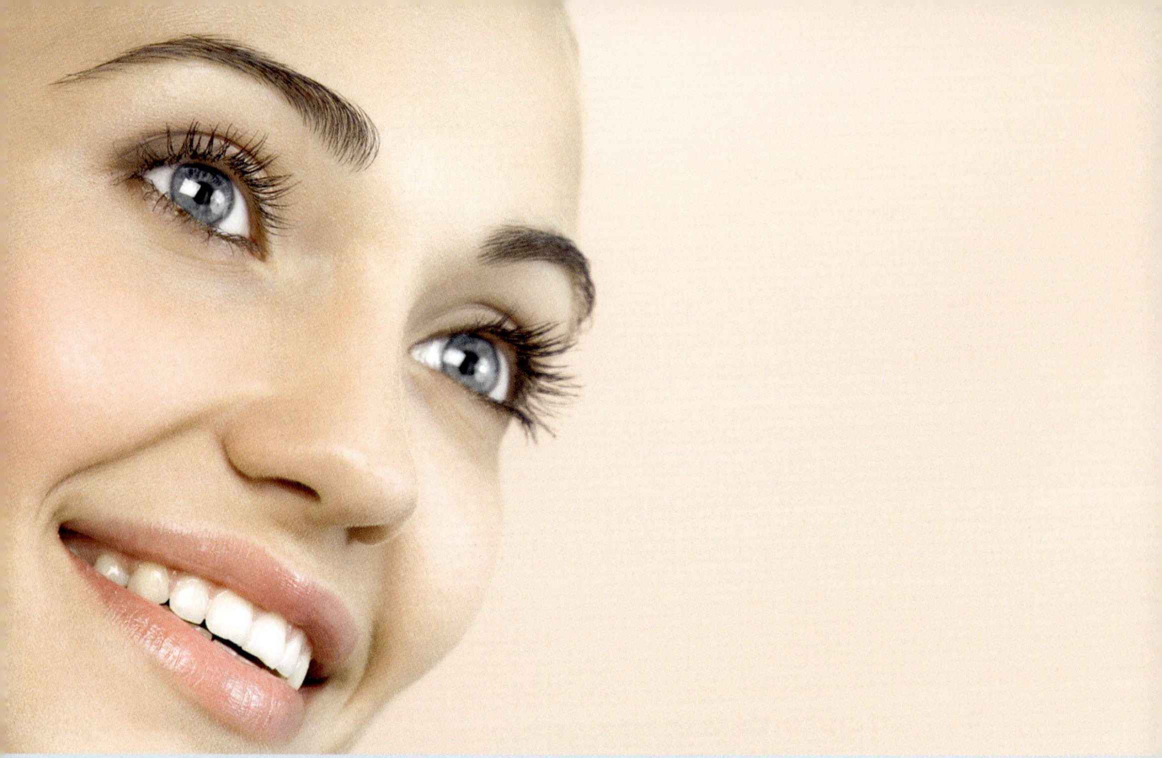

Shen – der Geist in Ihrem Körper

Qi (sprich *Tschi* – wie hatschi – einfach ohne ha...)

Wie bereits erwähnt, hat die Traditionelle Chinesische Medizin schon lange definiert, was denn Schönheit ist. Es ist die Strahlkraft, die in der TCM als Qi bezeichnet wird.

Nun, was ist denn Qi?

Qi wird bei uns häufig als Energie übersetzt. Damit kann ich leben. Aber ganz korrekt ist Qi der Energiefluss. Es ist nicht die Menge oder die Kraft des Wassers in einem Bach, sondern die Art und Weise, wie das Wasser den Bach herunterfließt. Ein harmonisches Qi fließt frei. Es gibt keine Blockaden. Ein Bach kann gestaut werden. Dann fließt er an dieser Stelle nicht mehr oder einfach weniger. Die Wasserblockade des Baches kann ja dann der Baumstamm sein, der sich im Bach-

bett quer gestellt hat. Nun beseitigt man am einfachsten den Baumstamm, und schon fließt das Wasser wieder.
Dumm ist nur, wenn ein Tag später schon wieder ein Baumstamm den Fluss versperrt. Wieder muss man den Baumstamm wegnehmen, und schon fließt es wieder. Aber tags drauf liegen gar zwei Baumstämme an anderer Stelle im Fluss. Das Spiel könnte jetzt fast unendlich so weitergehen.
Was sollten wir uns bei der Situation überlegen? Richtig: Wer legt denn die Baumstämme immer in den Fluss? Ursachenforschung nennt man das. Und schon erkennen wir, dass der hier wohnhafte Biber wohl daran schuld ist. Wie wir mit dieser Situation umgehen, ist eine andere Frage. Wir gönnen dem Biber sein Unterfangen.

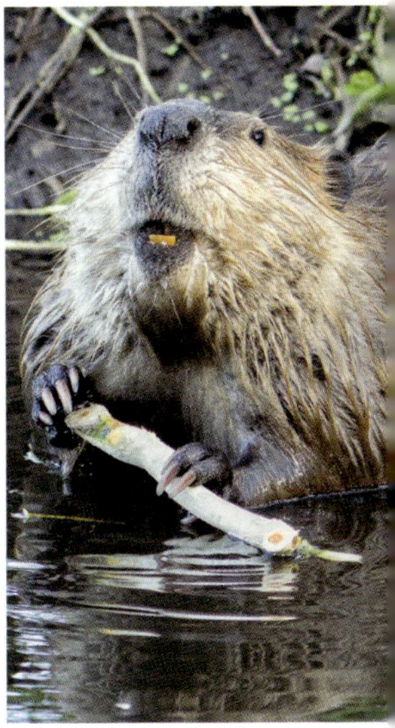

Na, wer bringt denn nun die Baumstämme ins Wasser?

Wichtig ist mir die Erkenntnis, dass es bei uns, in unserem Körper, genauso zugeht. Energieblockaden (Qi-Stasen) machen sich in Form von Krankheiten, Gebrechen, Schmerzen und vor allem in Form von emotionalen Faktoren bemerkbar. Was machen wir dagegen? Schmerzmittel, Cortison, eine OP und dergleichen. Richtig: wir beseitigen die »Baumstämme«.
Die TCM geht hier einen anderen Weg. In der richtigen Naturheilkunde will man die Ursache herausfinden. Man will sehen, wer die Baumstämme ins Wasser legt. Und dann findet man eine Lösung für das Problem.

! Ein gutes Qi ist in Yin und Yang ausgeglichen. Wenn es harmonisch fließt, strahlen wir auch gute Energie aus. Und das bewirkt, dass wir attraktiver und besser auf andere Menschen wirken. Wir sehen dadurch schöner aus.

Nun gibt es viele verschiedene Formen von Qi. Wei-Qi ist zum Beispiel die Form des Immunsystems (Abwehr-Qi). Gu-Qi die Form des Nahrungs-Qi usw.

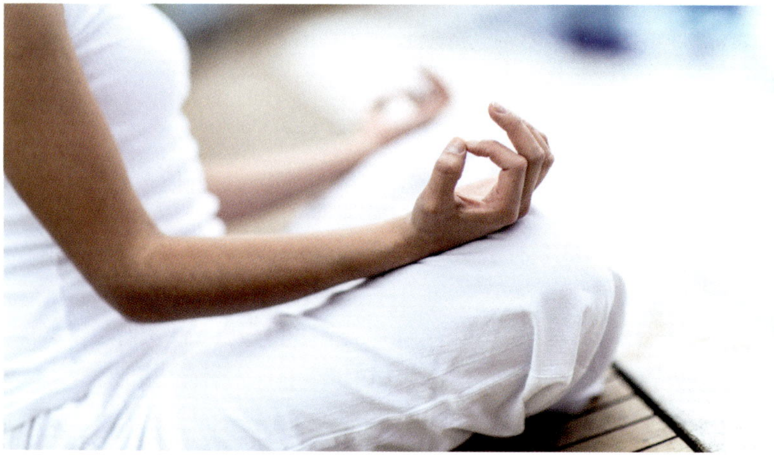

Körper und Geist im Einklang

Was uns aber nach außen ausmacht und was wir in Form der Spiegelneuronen erkennen können, ist das Shen. Shen ist unser »Geist«.

Shen ist die am wenigsten materielle Form von Qi. Der Sitz des Shen liegt im Herzen. Also im Element Feuer (nach der Fünf-Elemente-Lehre der Traditionellen Chinesischen Medizin). Da Feuer das »Immaterielle« darstellt, passt es perfekt zusammen. Feuer gibt es, man kann es sehen, aber nicht festhalten. Es ist flüchtig. Spüren kann man es jedoch schon.

Der Shen-Zyklus ist der Kreislauf der gegenseitigen Erzeugung. Er zeigt, wie sich die Elemente gegenseitig unterstützen.

Das Shen (also der Geist) spiegelt sich in den Augen wider. Es ist nicht die Sehkraft, sondern es zeigt die Strahlkraft eines Menschen.

Die westliche Medizin forscht intensiv an einer Erklärung, wieso wir bei einem Gegenüber an den Augen erkennen können, wie es ihm geht. Wieso strahlen die Menschen über die Augen – oder eben nicht? Medizinisch gibt es keine eindeutige Erklärung dafür. Wir wissen natürlich, es ist das Shen, das wir erkennen.

! Shen ist nicht materiell. Es lässt sich nicht messen. Zumindest nicht naturwissenschaftlich.
Aber – Shen ist der Geist, der uns bewegt.
So wie wir *sind,* das ist Shen!

Störungen des Herzens gehen meist auch mit einer Störung des Geist-Shens einher.
Nun ist es also wichtig, dieses Shen in Harmonie zu bringen. Da Shen gemäß der TCM seinen Sitz im Organ Herz hat, ist es wohl gewinnbringend, wenn wir dieses System Herz (Element Feuer) in Zusammenhang mit dem Thema Schönheit gezielt anschauen.
Die Herzenergie produziert nach der Lehre der TCM die Säfte. Dazu gehört auch das Blut.
Aber auch andere Säfte werden von der Herzenergie gebildet. Je besser die Säfteregulation im Energiekreislauf Feuer abläuft, desto besser kann der Körper mit Säften genährt werden. Die Säfte können aber auch zu üppig sein, dann entstehen Blockaden. Sie können zu heiß sein, daraus entstehen Entzündungen oder Hitzewallungen (z. B. Wechseljahrbeschwerden). Sie können zu schnell fließen oder stagnieren.
Um die Harmonie im Herzzyklus herbeizuführen, muss das Shen harmonisiert werden. Hier verweise ich wieder gerne auf das Thema Spiegelneuronen. Mit der Kraft unserer Gedanken, mit einer guten Ausstrahlung und guter Haltung können wir das Shen kräftigen und harmonisieren. Schlussendlich ist die Harmonie des Shen nichts anderes als: »So wie man in den Wald ruft, tönt es zurück«. Es liegt an mir, wie es mir geht. Allerdings beeinflusst mich meine Umwelt auch direkt. Deshalb sind die Auswahl meiner Umgebung – mit wem gebe ich mich ab? – und die Entscheidungen, die ich hinsichtlich Arbeit, Beruf und Berufung treffe, genauso wichtig.
Shen trägt dazu bei, wie man auf andere Menschen wirkt. Wenn Sie Ihr Shen stärken, brauchen Sie sich um Ihre Ausstrahlung und Ihr Wohlgefühl keine Sorgen machen!
Shen kann man mit mentalen Techniken (siehe Spiegelneuronen, Seite 77 ff.) aktivieren und harmonisieren. Ich verwende dafür aber auch gerne Kräuterteemischungen.

Shen sieht man in den Augen. Sie erkennen es bei jedem Gegenüber. Wie strahlt jemand, ist seine Aussage wahr oder unwahr, betrübt ihn etwas, ist er momentan gedanklich (also im Shen) ganz woanders?

Gerade ein harmonisierender Basentee reguliert das Shen wirklich sehr angenehm.

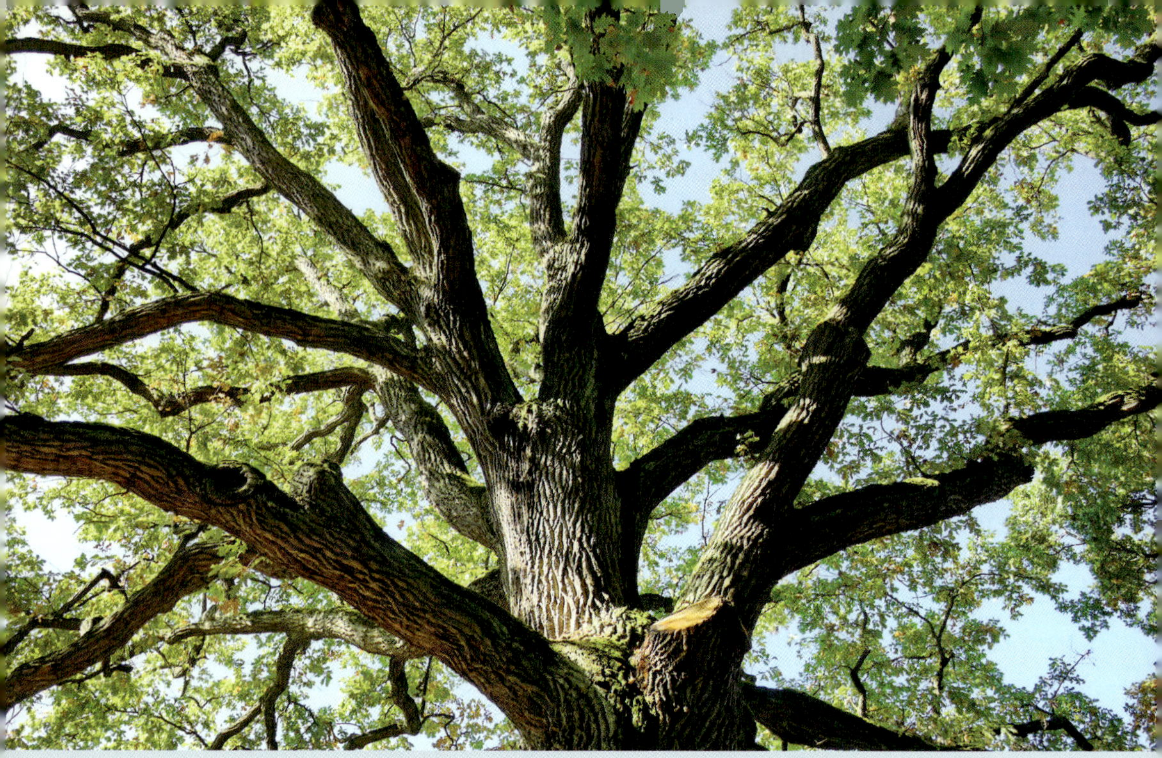

Luft, Luft ... meine Lunge will atmen!

Leider gibt es noch weitere Blockaden, die einer gesunden, attraktiven und strahlenden Haut im Weg stehen können. So viele Qi-Formen es gibt, so viele Möglichkeiten bestehen, dass es zu Problemen mit dem Energiefluss kommen kann. Eine wichtige Qi-Form, die Sie in Bezug auf Ihren Jungbrunnen kennen sollten, ist das Wei-Qi. Das Wei-Qi wird von der Lunge geregelt!

Das Abwehr-Wei-Qi wird von der Lunge an der Körperoberfläche außerhalb der Meridiane gesteuert. Es zirkuliert und schützt den Körper vor äußeren Einflüssen, indem es die Hautporen öffnet und schließt sowie die Sekretion von Schweiß und die Körpertemperatur regelt. So die TCM. Wow – was für eine wichtige Aufgabe.

Das heißt, das Wei-Qi ist zuständig für:

- Das Immunsystem – Abwehrenergiesystem
- Die Befeuchtung der gesamten Haut
- Die Aufnahme aller Substanzen über die Haut (wie Vitalstoffe), aber auch für den Schutz vor unerwünschten Eindringlingen (Parasiten, Toxine)
- Die Ausscheidung aller Substanzen, die über die Haut ausgeschieden werden müssen (z. B. Schweiß, Toxine)
- Und mitbeteiligt an der Temperaturregulierung des Blutes (Xue)

Es ist wirklich leicht zu erkennen, wenn jemand kein gutes Wei-Qi hat.

Wenn das Wei-Qi schwach ist, gibt es viele Symptome, unter anderem:

- Infektionsanfälligkeit, Kommunikationsprobleme, man lässt sich leicht ausbeuten, die Haut ist fahl – vielleicht eingefallen

Wenn das Wei-Qi zu dominant ist:

- Hautausschläge, Ekzeme, brennende Haut

Wenn das Wei-Qi ausgetrocknet ist (z. B. bei Rauchern):

- Poröse, grob strukturierte und ausgetrocknete Haut

Wenn das Wei-Qi verschlackt ist:

- Fettige Haut, Neigung zu Ablagerungen in der Haut

Um das Wei-Qi zu stärken, ist es notwendig, den gesamten Energiehaushalt zu regulieren.
Das Lungen-Qi kann erst dann harmonisch fließen, wenn es von der Milz mit reinen, klaren Substanzen genährt wird. Voraussetzung dafür ist eine gesunde, stabile Mitte.
Diese entsteht dann, wenn die Mitte mit guter Nahrung angereichert wird, also mit vitalen Lebensmitteln, mit viel Sauerstoff und viel Licht.

Sauerstoff und Licht – zwei wichtige Substanzen, die von unserer Mitte (Element Erde / Magen-Milz) verarbeitet werden. Die Aufnahme geschieht jedoch über das Element Metall, also über Lunge, Dickdarm und die Haut.
Aber die Lunge. Tja, wie kann man die wohl aktivieren?

Klar – zuerst einmal das Rauchen aufgeben. Sofort! Rauch ist heiß und trocknet das Lungen-Qi komplett aus.

Eine Raucherhaut hat besonders grobe Poren. Sie ist anfällig für Infekte und verliert ihre Strahlkraft.
Auf einem meiner Seminare haben wir uns einmal den Spaß erlaubt, Menschen als Raucher oder Nichtraucher einzuschätzen.
Wir haben uns in Vierergruppen eingeteilt und uns dann an einer Promenade in gut besuchte Gasthäuser gesetzt und versucht herauszufinden, wer von den neu eingetroffenen Gästen wohl raucht.
Die Seminarteilnehmer haben selbst gestaunt. Nach der Instruktion im Seminar, auf welche Punkte sie achten sollten, war die Trefferquote auf gut 90 % angestiegen.

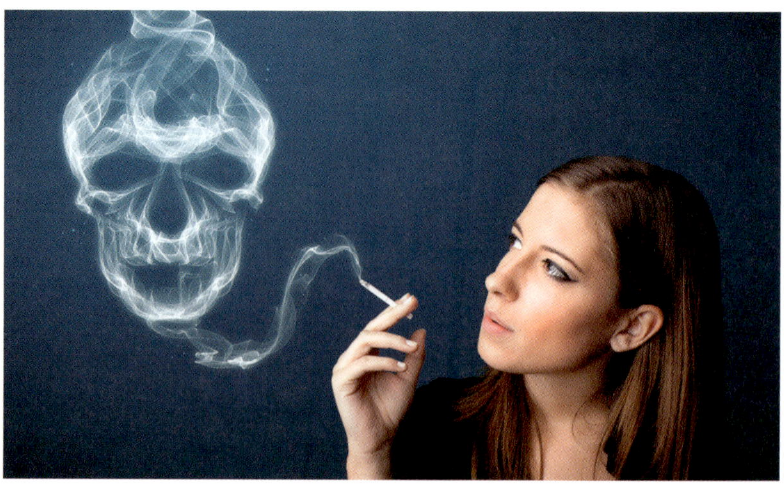

Rauch trocknet unsere Lungen aus.

Natürlich ist es nicht nur die Haut, die verräterisch ist. Aber sie ist es ganz besonders.

Raucher gelten ja auch als besonders kommunikationsfähig. »Wir haben immer sofort Anschluss und Gespräche«, höre ich dann von den Rauchern.
Das stimmt.
Auch das ist aus der Sicht der TCM leicht erklärbar.
Die vertrocknete und überhitzte Lunge schreit förmlich nach Aktivität. Bitte nicht vergessen – das Element Metall ist für die Kommunikation zuständig. Und Lunge gehört zu Metall. Die totale Austrocknung verlangt zwingend nach Austausch. Deshalb gelten Raucher häufig als gesellig. Eigentlich müssen sie aus ihrer Krankheit (Sucht) heraus quasseln. Sie müssen reden – ihr Lungen-Qi schnappt nach Luft!

Die Lunge regiert das Qi und den Atem. Sie ist verantwortlich für den Austausch zwischen innen und außen.

In unserem Test haben wir uns also die Haut der Menschen angesehen, dabei aber auch ihre Blicke und die Suche nach Sitzplätzen beobachtet. Raucher sind in ihrer Ausdrucksweise meistens sehr dominant – eine logische Konsequenz der inneren Überhitzung.
Die Raucherhaut wirkt im Durchschnitt 20–30 % älter als die von Nichtrauchern. Sie sieht nicht nur älter aus, sie welkt definitiv schneller.
Mit 20 ist das eine Haut von 24–26 Jahren. Nicht die Welt.
Aber eine 40-jährige Frau hat bereits die Haut ihrer 50-jährigen Kollegin.
Und mit 50 sieht die Haut dann wie bei 60–65-Jährigen oder noch älter aus.

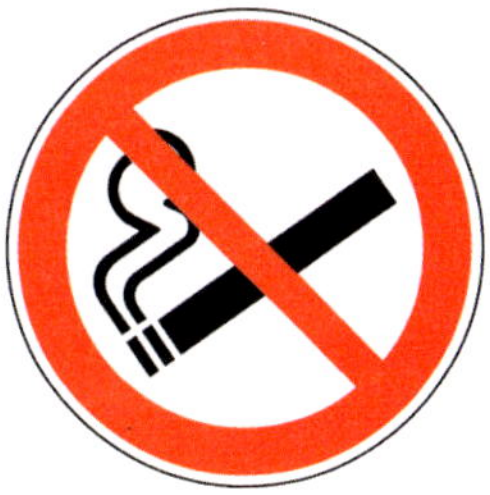

O.k. Mit Kosmetik kann man sicher viel zupappen – verschönern, ich bitte um Verzeihung. Aber die Strahlkraft ist weg!

Also – wenn möglich, mit dem Rauchen schnell aufhören. Wenn Sie das nicht schaffen, dann helfen Sie Ihrem Körper, die Lungen-Hitze und die Lungen-Trockenheit wieder zu regulieren. Wir machen das mit Kräutertees, die am Abend getrunken werden sollten (die Lungen- und Dickdarmenergie ist zwischen 03.00 und 07.00 Uhr am höchsten, deshalb den Tee bitte vor dem Schlafengehen trinken!).

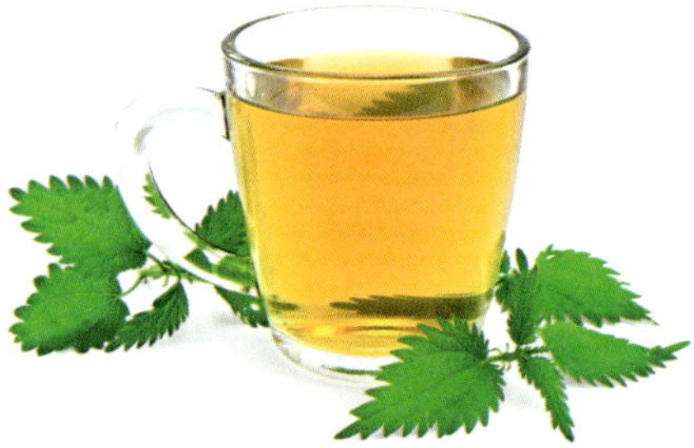

Wie aber kann ich das Wei-Qi, also diese Abwehrenergie, bewegen? Wie kann ich die Strahlkraft wieder zum Leben erwecken?

Kräuter sind für mich an dieser Stelle einfach unentbehrlich. Wir verwenden eine Kräutermischung mit reinen Wildwuchspflanzen, um das Wei-Qi zu harmonisieren. Zur Wirkung des Tees äußerten sich einige meiner Seminarteilnehmer wie folgt: »Ich spüre, wie meine Haut so richtig kribbelt«, »Ich hab ein Gefühl, als ob die Energie auf meiner Haut sich stark bewegt«, »Ich hab warme, angenehme Haut«, »Mein Juckreiz ist viel schwächer geworden«.

Also los, lernen Sie ein paar Atemtechniken. Gehen Sie zum Atemtechnikkurs. Lesen Sie ein Atemtechnikbuch. Oder – atmen Sie ganz einfach selbst aktiv. Das reicht genauso! Wichtig ist nur, tun Sie es – und zwar täglich!

Wie kann ich mein WEI-Qi denn sonst noch aktivieren?

Beginnen Sie zu atmen!

Klar, Sie atmen schon – aber Sie atmen nicht selbst, Sie werden geatmet.

Oder denken Sie bei jedem Atemstoß bewusst daran, dass Sie jetzt ein-, aus-, ein-, aus-, ein-, aus ... atmen?

Natürlich nicht!

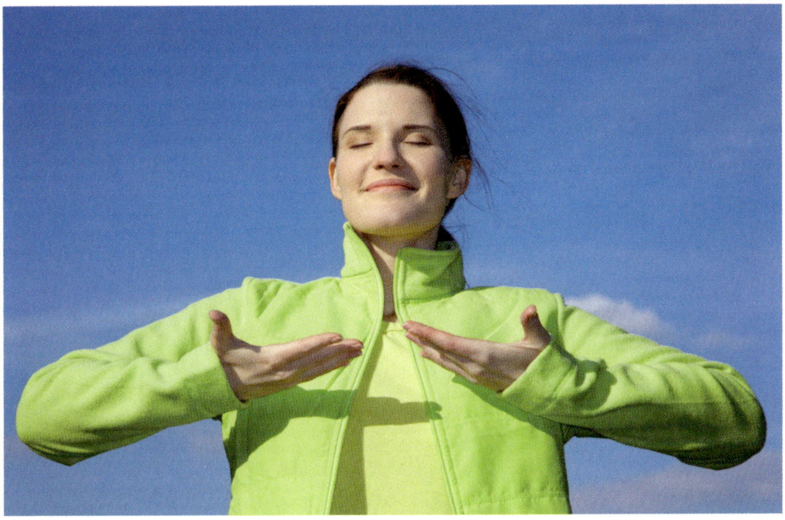

Ihre Lunge wird aufatmen, und Ihre Haut wird sich im Nu ins Positive verändern!

Machen Sie aktiv Atemübungen, bei denen Sie zwei wichtige Aspekte integrieren:

1 Atmen Sie tief, ganz hinunter in den Bauch! Auch wenn Sie in den Bauch selbst natürlich nicht atmen können, das ist nur so eine Redensart. In den Bauch atmen heißt, den Bauch rausstrecken, weil Sie sooooo viel Luft in die Lungen nach unten pressen, dass er Platz braucht! Durchlüften Sie Ihre Lungen, denn normalerweise atmen Sie nur mit ca. einem Drittel Ihres Lungenvolumens. Der Rest ist alte, abgestandene Luft, und die restliche Lunge kommt fast gar nicht zum Einsatz. Lüften Sie Ihre Lunge täglich aktiv aus!

2 Atmen Sie ganz bewusst! Richten Sie Ihre ganze Aufmerksamkeit auf das Ein- und Ausatmen. Nichts um Sie herum kann oder darf Sie stören. Sie konzentrieren sich wirklich zu 100 % nur auf die Atmung. Dabei muss Ihnen immer etwas ganz klar sein: Atmung ist LEBEN! Sie tanken gerade Ihren Körper auf! Sie aktivieren Ihren Tempel, in dem Sie für rund 100 Jahre leben dürfen. Da macht es Sinn, wenn man das »alte Haus« zwischendurch einmal durchfegt und es mit frischer Energie anhäuft. Tun Sie ja zu Hause auch ... Oder?

Hier noch eine kurze, ganz einfache Atemübung, die Sie täglich ausführen können:

- Stehen Sie aufrecht, Füße schulterbreit, gut verwurzelt.
- Kreuzen Sie die Hände vor Ihrem Körper so, als ob Sie vor Ihrem Unterleib einen Ball in den Händen balancieren würden. So, wie Sie Wasser aus einem Bächlein entnehmen würden, um zu trinken.
- Atmen Sie nun tief ein, in Ihren Bauch. Gleichzeitig fahren Sie mit den Händen hoch über Ihren Kopf. Halten Sie die Hände immer nach oben offen, sodass der fiktive Ball nicht aus den hohlen Handflächen fallen kann.

Achten Sie darauf, einen guten Stand zu haben, den Sie während der Übung nicht korrigieren müssen.

- Oben angekommen, beginnen Sie gleich mit der Ausatmung. Nun lassen Sie die Hände vorn herabfallen und knicken Sie zum »Blumenpflücken« ganz nach unten. Die Beine bleiben gerade.

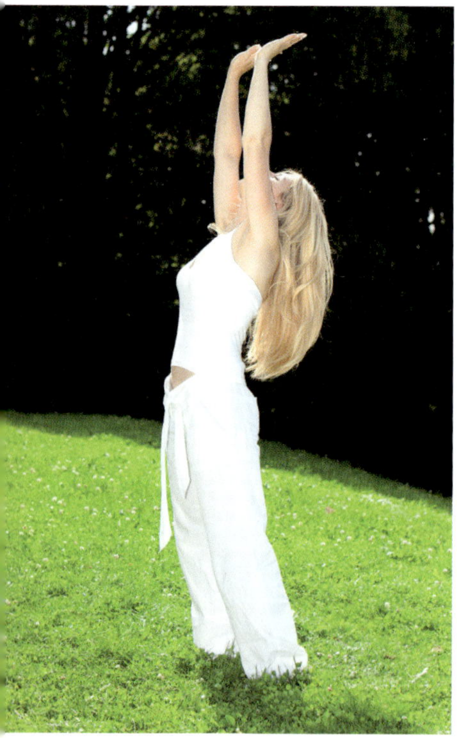

- Gehen Sie mit viel Schwung in diese Abwärtsbewegung. Atmen Sie kräftig aus. Beim Ausatmen rufen Sie laut: »Aaaaa«. So laut, dass alle Ihre Nachbarn gleich den Notruf alarmieren (Scherz).
- Nun schaukeln Sie in dieser Stellung etwas. Bleiben Sie tief unten, die Arme hängen locker nach unten, und atmen Sie ganz tief aus ... – bis kein Quäntchen Luft mehr in der Lunge ist.
- Erst jetzt gehen Sie langsam wieder in die Ausgangsposition und atmen dabei ruhig ein. Hier verweilen Sie für einen Atemzug – und das Ganze beginnt von vorn.
- Einige Male wiederholen ... und sich wohlfühlen. Danach legen Sie sich vielleicht für wenige Minuten hin und genießen Ihr Qi (den Energiefluss im Körper).

Atemübung zur Bewältigung und Vorbeugung von Stress

Stress macht sauer. Mit dieser einfachen Übung können Sie Stress vorbeugen. Ich empfehle sie ganz besonders, wenn Sie wissen, dass eine Stresssituation auf Sie zukommt. Die Übung eignet sich auch gut in der Mittagspause oder zur Unterbrechung der Büro- bzw. Hausarbeit.

- Setzen Sie sich auf einen Stuhl so hin, dass Sie vor sich Platz haben, um mit den Händen den Boden berühren zu können.
- Nehmen Sie mit den Füßen Kontakt zum Boden auf. Damit verbinden Sie Ihren Nieren-Akupunkturpunkt mit der Erde. So können Sie sich also sprichwörtlich *erden*.

> Bereits durch leichten Fußdruck und Druck der Zehen gegen den Boden gewinnen Sie mühelos die passende Haltung.

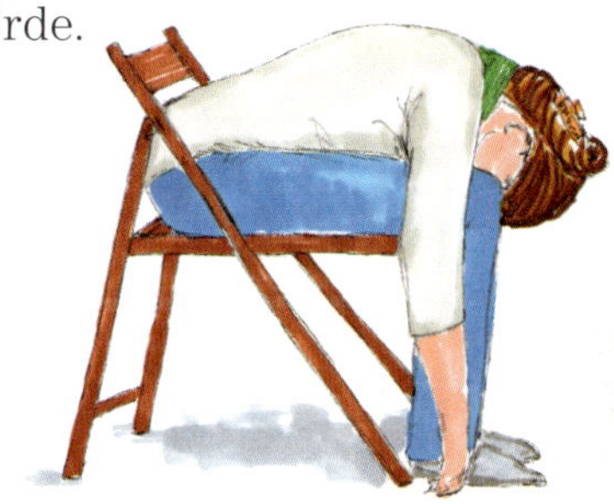

Versuchen Sie, sich ausschließlich auf Ihren Atem zu konzentrieren und alle störenden Gedanken von sich wegzuschieben!

- Neigen Sie sich mit gestrecktem Rücken vor. Legen Sie den Rumpf auf den Beinen ab. Singen Sie beim Vorneigen den Vokal »U«. Die Hände hängen dabei locker seitlich an Ihren Beinen herunter.
- Lassen Sie Kopf und Arme gut hängen. Bleiben Sie unten, und warten Sie in Ruhe die Atemreaktion ab. Atmen Sie unten tief ein.
- Richten Sie sich mit *Fußdruck* auf, und atmen Sie dabei mit einem weichem »Sch« aus.

Durch diese tiefe Atmung und den Druck auf den Bauchbereich wird die Leber aktiviert. Mit dem Atem zusammen kann die Leber so aktiv durchblutet werden, und ein sanftes Wohlgefühl breitet sich aus.

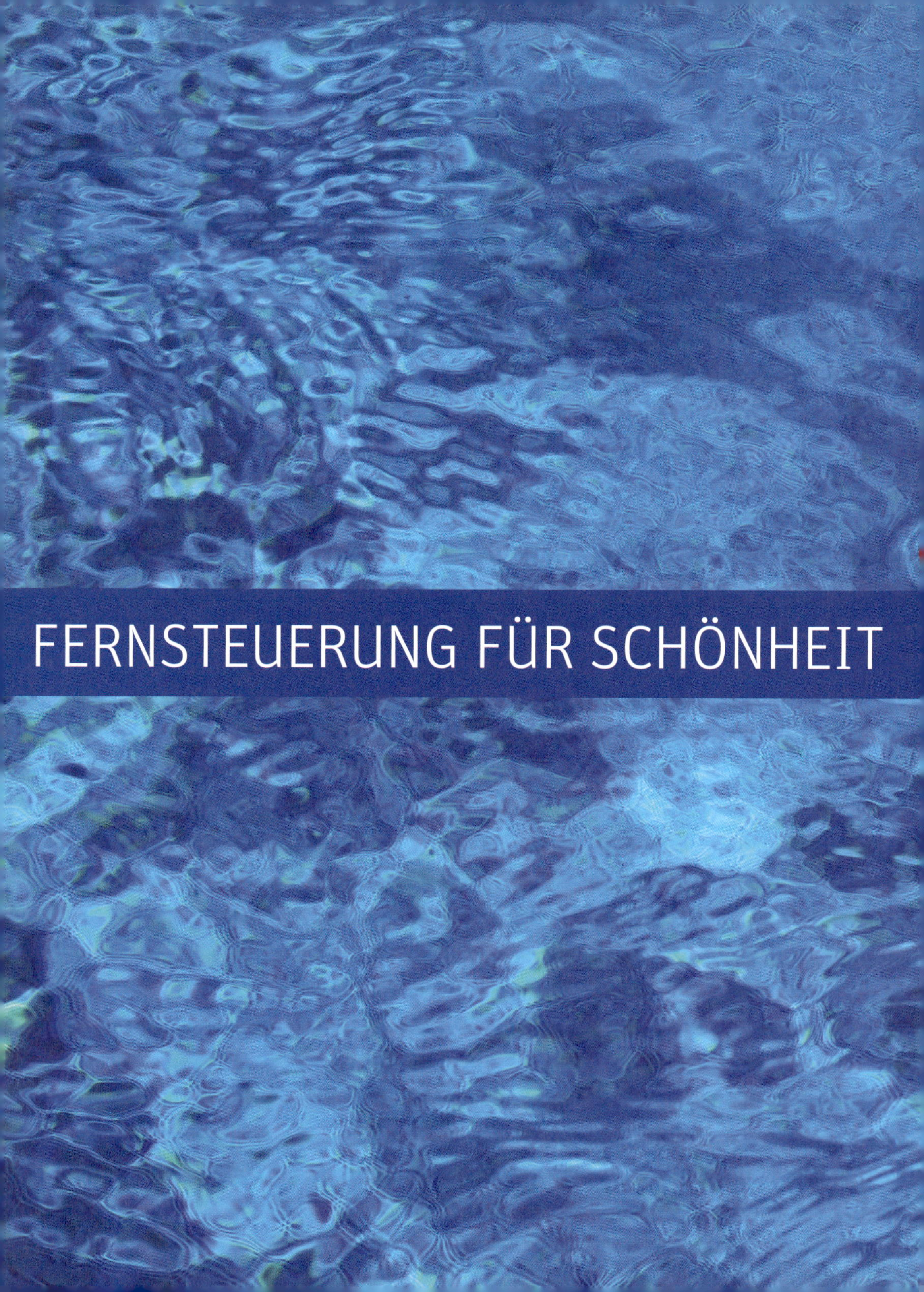

FERNSTEUERUNG FÜR SCHÖNHEIT

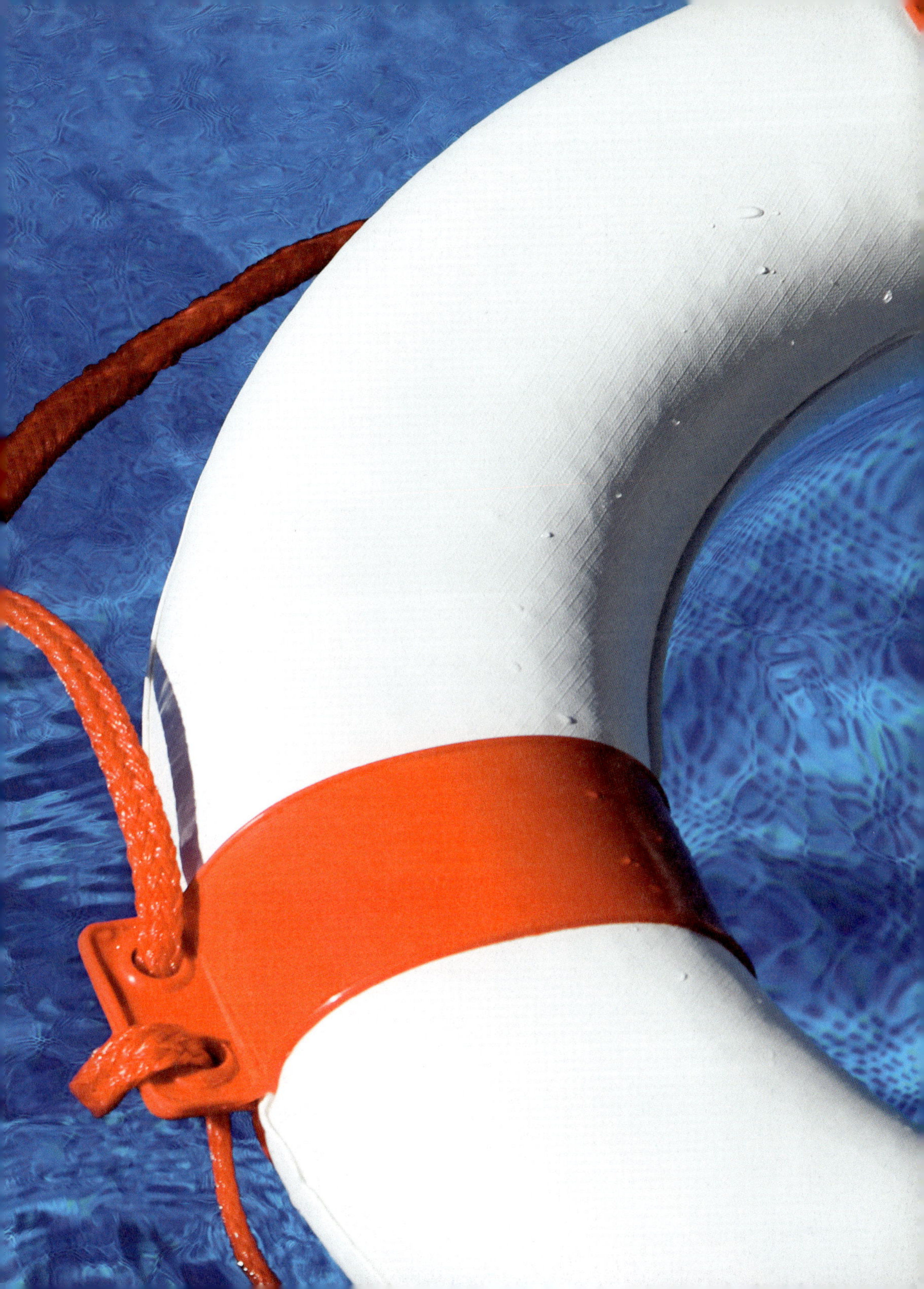

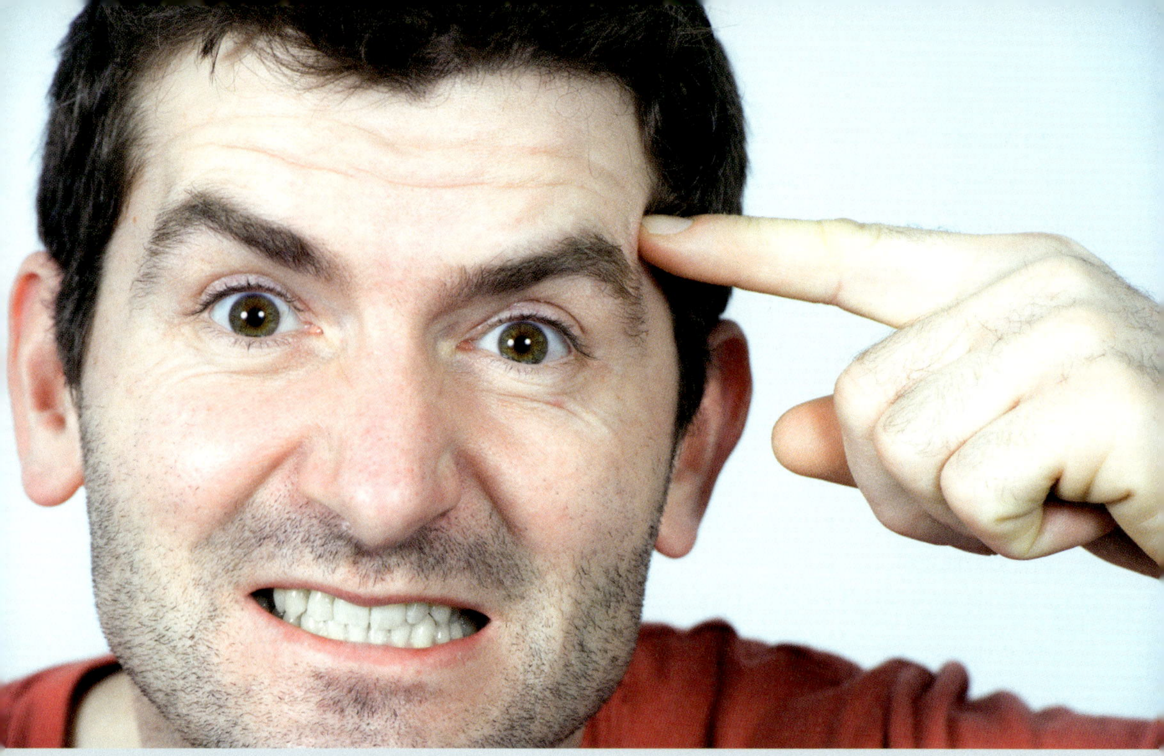

Ihr Gesicht ist eine Fernbedienung

Jedes Organ hat seine Aufgabe. Das Herz pumpt, das Hirn denkt (meistens), die Leber entgiftet usw.
In der Naturheilkunde spricht man davon, dass jedes Organ eine energetische Aufgabe hat. Die TCM lehrt, dass folgende Organe spezifische energetische Aufgaben übernehmen (siehe Tabelle Seite 101).
Nun kennen Sie sicher die Möglichkeit, Organe über Reflexzonen zu aktivieren. Wahrscheinlich kennen Sie Fußreflexzonen oder haben schon einmal davon gehört.
Die Fußreflexzonen stehen in Kontakt zu bestimmten Organen. Sie sind die Endpunkte von Lichtleitkanälen, mit denen eine Stimulation, ein Ausgleich oder auch eine Beruhigung dieser Organe herbeigeführt werden kann. Gut so.

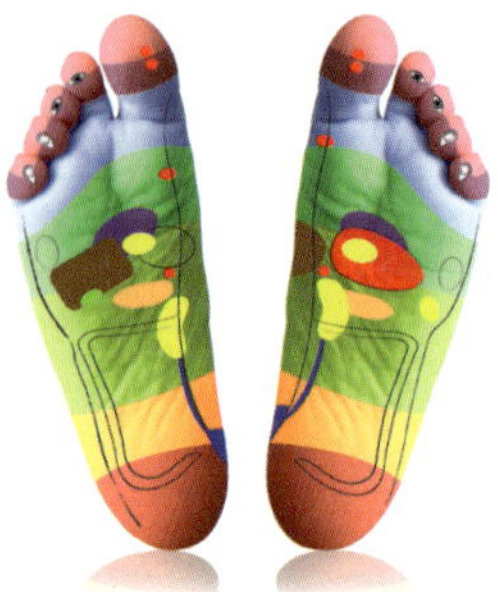

An Ihren Händen finden Sie dieselben Reflexpunkte noch einmal. Man spricht jetzt eher über die Reflexpunkte des Geistes (also Shen).
Es gibt aber noch sehr viel mehr Reflexzonengebiete, die wir kennen. Der Rücken (auch die Wirbelsäule direkt) zeigt Reaktionen der Organe, die Zähne haben direkten Einfluss auf den Körper, und zum Beispiel die Ohren bilden einen kompletten Menschen in sich ab. Deshalb wird auch die Ohrakupunktur immer häufiger angewendet.
Am wenigsten bekannt dürften hingegen die Gesichtsreflexzonen sein.
Aber hallo ... Vielleicht sind das die wichtigsten Reflexzonen überhaupt! In Fachkreisen sprechen wir bei den Gesichtsreflexzonen gerne von einem direkten Zugang zu unserer Seele. Das heißt für all diejenigen, die bereits so weit sind, einen Körper und Menschen über die rein naturwissenschaftlichen Aspekte hinaus wahrzunehmen oder zu akzeptieren, wird der Hinweis auf die Reflexzonen der Seele wohl sehr beeindruckend sein.

Fünf Elemente	Holz	Feuer	Erde	Metall	Wasser
Geschmack	sauer	bitter	süß	scharf	salzig
Farbe	grün	rot	gelb	weiß	schwarz
YIN-Organ	Leber	Herz	Milz	Lunge	Nieren
YANG-Organ	Gallenblase	Dünndarm	Magen	Dickdarm	Blase
Jahreszeit	Frühling	Sommer	Wechsel	Herbst	Winter
Sinnesorgan	Augen	Zunge	Mund	Nase	Ohren
Uhrzeiten	23–03	11–15	07–11	03–07	15–19
Auswirkung	Muskel	Gefäße	Fleisch	Haut und Körperhaar	Knochen, Nerven

Ach ja – diejenigen, die immer noch glauben, nur das, was man beweisen kann, ist wahr, sollen mir doch einmal eine Frage beantworten: Hatten Sie auch schon so zufällige Begegnungen wie: »Ich hab gerade an dich gedacht und nun rufst du zufälligerweise gerade an«, oder: »Ich hatte das Gefühl, ich muss hierherkommen ... Wieso weiß ich nicht, aber ich sehe, es ist gut so ...«, oder: »Wenn ich auf mein Gefühl gehört hätte, wäre es besser gewesen, als die Entscheidung logisch anzugehen.« Kennen Sie alles. Vielfach erlebt. Dies passiert Ihnen immer, wenn Sie nicht denken. Wenn Sie nur die Gefühle walten lassen. Toll ist, Gefühle haben immer recht. Aber das Denken lässt die Gefühle leider sehr häufig nicht zu.

Den Zusammenhang von Denken und Gefühlen sollten wir immer wieder einmal reflektieren.

Die Reflexzonen des Gesichtes sind schnell erklärt. Sehen Sie sich das nachfolgende Bild an.

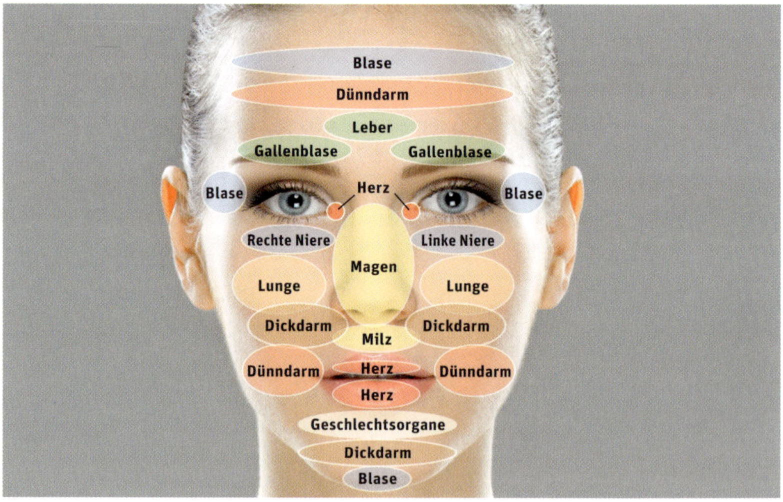

Die Reflexzonen als Fernbedienung für die inneren Organe ...

Jetzt schauen Sie sich im Spiegel einmal genau an. Was sehen Sie? Welche Reflexzonen sind bei Ihnen speziell? Betrachten Sie Ihren Gesichtsaufbau, die Haut, Unreinheiten, die Behaarung. Welche Partien strahlen vielleicht ganz besonders? Und was fällt Ihnen sonst noch in Ihrem Gesicht auf?

Bitte tun Sie sich den Gefallen, und machen Sie das nun wirklich ganz bewusst. Schauen Sie sich im Spiegel genau an.
Da gibt es Pickel (häufig während bestimmter Zeiten im Monat), eine Warze oder ein Lipom, Couperose, eine stark poröse Hautstelle, ganz starke Falten, eine Narbe, schlaffes Gewebe.

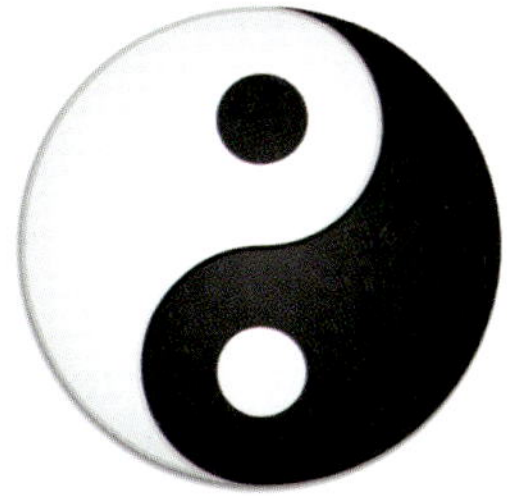

Das Symbol für Yin und Yang wird auch als Monade bezeichnet.

Auf welcher Zone liegen diese speziellen Punkte?
Was könnte es mit Ihnen direkt zu tun haben?
Lesen Sie anschließend weiter.

Nun stellen Sie sich vor, Sie können über diese Reflexzonen direkt auf die Seele Ihrer Organe Einfluss nehmen. Gute Energietherapeuten machen das ganz bewusst. Sie können es aber auch selbst machen.
Sie können also über diese Reflexzonen Ihre Organe stimulieren. Sie können harmonisiert, beruhigt oder angeregt werden.
So wie ein guter Heilpraktiker Ihnen Kräuter auf Reflexzonen der Haut (Füße, Hände, Gesicht, Rücken usw.) für die Harmonisierung der Organe auflegt, genau so wirken auch kosmetische Präparate direkt auf die Reflexzonen.
Aber – Sie können Ihre Organe über diese Reflexzonen auch reizen oder ins Ungleichgewicht bringen. Sie können die Harmonie der Organe so empfindlich stören, dass es zu Organkrankheiten kommt.
Wie? Mit Kosmetika!
Also überlegen sie sich noch einmal gut, ob Sie zermahlene Hühnerfüße, toxische Chemie, Mineralöle oder sehr sauer machende Konservierungsstoffe auf Ihre Organe einwirken lassen wollen oder nicht.
Vor allem im Gesicht, auf den Reflexzonen Ihrer guten Energie – Ihrer Seele! Verwenden Sie lieber natürliche, harmonisierende Wirkstoffe. Ein sehr gutes Olivenöl harmonisiert die Haut

Finger weg von reizauslösender Kosmetik!
Ihre Organe werden Ihnen dankbar sein.

und liefert wertvolle ungesättigte Fettsäuren. Ebenso Arganöl, Sheabutter und weitere gute Substanzen. All die wunderbaren Produkte aus der Naturkosmetik sind in der Regel harmonisch neutral. Einfach toll, was uns die Natur frei Haus liefert.

Wir gehen da natürlich noch einen Schritt weiter und harmonisieren in unserer Arbeit – wie schon beschrieben – die Kosmetik nach dem Yin- und Yang-Prinzip in den Fünf Elementen. Spätestens jetzt werden Sie verstehen, wieso diese Funktion für uns wichtig ist.

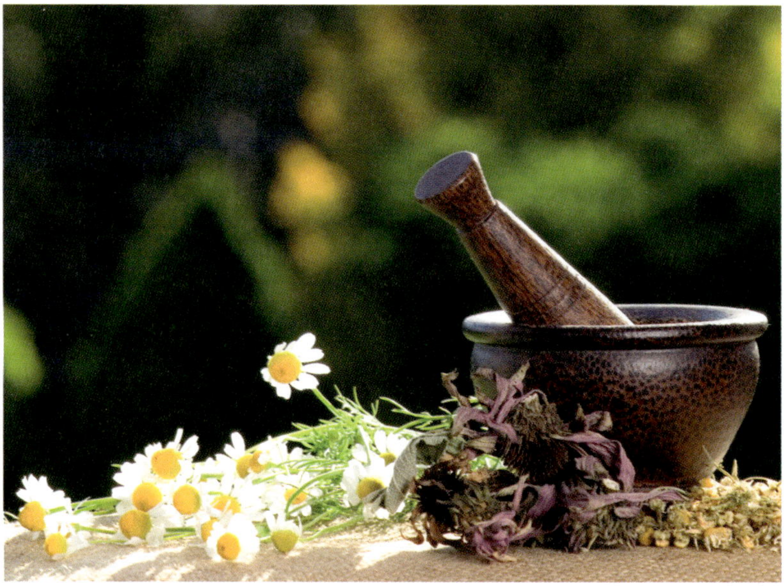

Ausbalancierte Kräuter auf der Gesichtshaut harmonisieren die Seele der Organe.

Basische Kosmetik ist ja schon eine tolle Grundlage. Ich kann sie nur empfehlen. Aktivieren Sie damit Ihre Haut und so indirekt auch Ihre Organe. Und wenn es Ihren Organen gut geht, ist auch die Grundlage für frei fließendes Qi gegeben. Wenn es fließt, harmonisiert sich Shen (der Geist, die Strahlkraft) viel leichter. Und wenn Sie dann vor lauter guter Energie strahlen, fühlen Sie sich auch wohl. Dann – und nur dann sind Sie gesund und schön!

Geheime Technik? Nichts für Sie!

Therapeuten sind weise Menschen, die ihre Weisheit anderen Fachleuten weitergeben. Denn die Gesundheit kann ja wirklich nur von einer Fachperson wiederhergestellt werden. Oder sehen Sie das anders?

Können Sie sich vorstellen, sich selbst zu behandeln? Frage: Wer spürt Sie selbst wohl am besten? Oder: Wer ist die einzige Person, die Sie spüren kann? Ich meine das nicht spiegelneuronal, sondern wirklich real! Das sind selbstverständlich nur Sie selbst.

Wer ist Ihr bester Therapeut?
Sie selbst. Niemand versteht oder spürt Sie besser als Sie sich selbst!

Bearbeiten Sie Ihre Reflexzonen

Es funktioniert exakt so wie eine Fußreflexzonenmassage. Also alle Zonen, die Sie stimuliert haben möchten, werden sanft massiert. Üben Sie leichten Druck mit dem Daumen aus. Wichtig ist dabei, dass Sie gereizte Zonen, also auch gereizte Organe, nicht aktiv massieren, sondern ausschließlich sanft ausstreichen.

Die raffinierte Methode ist also nichts anderes als die liebevolle Hand der Mutter, als Sie ein Kind waren und bei Erkrankungen oder Schmerzen Trost bei ihr suchten. Das sanfte Streicheln über die Wangen hat gutgetan und geholfen. Sie können sich selbst und auch andere Menschen durch Streicheleinheiten, mit sanfter Massage oder mit aktiver Akupressur direkt auf den Gesichtsreflexzonen helfen.

Je öfter Sie dies machen, desto mehr Erfahrungen werden Sie sammeln. Nichts kann derart aktiv auf der Haut wirken wie Kräuterextrakte (z. B. in entsprechender Kosmetik eingearbeitet). Aber gerade bei inaktiven Organen, wie z. B. einem trägen Darm, können Sie mit einer kräftigenden Daumenmassage auf der Backe und an den seitlichen Enden der Mundwinkel kleine Wunder bewirken. Ich rate Ihnen dabei allerdings, sich sich in der Nähe einer Toilette aufzuhalten.

Nun haben Sie Spaß mit Ihrem Gesicht vor dem Spiegel. Aktivieren Sie Ihre Lebensenergie! Aktivieren Sie Ihre inneren Organe, und spüren Sie, welche Kraft über die Haut direkt über die Lichtleitkanäle zur Leber, zum Herzen, zum Magen und allen anderen Organen gelangt.

Ohne Nadeln zum perfekten Hautbild

Mit Akupunktur kann man die Haut aktiv beeinflussen. Da ist z.B. das Wei-Qi (Immunsystem, der Hautenergiefluss), das sich direkt beeinflussen lässt, das Blut (Temperatur, Flussstärke) kann reguliert werden, und auch das Shen (der Geist, Emotionen) kann über diese Punkte reguliert werden. Es gibt noch mehr zu stechen.

Aber – wer kann oder darf eine Akupunktur durchführen? Und vor allem, sind Nadeln wirklich die einzig richtige Anwendung?

Ein Akupunkturpunkt ist ein Zugangspunkt zu einem Meridian. Der Meridian selbst ist die Leitbahn, in der die Lebensenergie (chinesisch Qi) fließt. Um den Punkt zu bearbeiten, gibt es sehr viele verschiedene Möglichkeiten. Wie bereits an anderer Stelle erwähnt, wurde beispielsweise der Ötzi (vor 5600 Jahren!) auf solchen Punkten tätowiert, um seinem Leiden entgegenzuwirken.

Tattoos wirken meistens negativ auf Stimulationspunkte.

Wer sich ein Tattoo oder ein Piercing machen lässt, sollte sich sehr gut überlegen, ob diese Dauerstimulation seiner Gesundheit zuträglich ist. Eine landläufige, allgemeine Behandlungsart ist die Akupressur. Auch im Gesicht sind solche Anwendungen gut geeignet.

In Asien, aber auch in anderen Heilkulturen (früher z.B. die Druiden, die Indianer, die Aborigines in Australien usw.) trägt man auf die Akupunkturpunkte Kräuter und deren Extrakte auf. Wir machen dies ja bekanntlich auch mit der Kosmetik.

Eine andere Möglichkeit stellt die Auflage von Kräuterpads dar (z. B. in Form von Vitalpflastern), die sich ebenso bewährt hat. Durch die ausgleichende Funktion von Yin und Yang und die hohe Konzentration (bis zu 450-fache Konzentration von Bambus in den Pflastern) sowie die Dauereinwirkung (mindestens die ganze Nacht, häufig aber auch 24 Stunden lang) ist eine Regulation der Energie auf den Akupunkturpunkten sehr zuverlässig zu erreichen.
Das Gute bei der Anwendung von Pflastern ist dabei, dass hier keine Nebenwirkungen zu erwarten sind, weil die Pflaster den Punkt und die Funktion in die Mitte regulieren. Ganz anders ist dies bei den Nadeln. Hier muss der Fachmann wirklich richtig arbeiten, damit nicht zu viel Aktivität entsteht oder das Gegenteil, z. B. eine Blockade, durch eine falsche Technik erreicht wird.
Hier sind einige Punkte, auf denen es sich lohnt, z. B. mit den Pflastern oder Kräuterextrakten zu arbeiten; sie sind besonders für eine glatte, schöne Haut, für Strahlkraft und gutes Aussehen geeignet.

Schmerzpunkte

Eine weitere, häufig genutzte Möglichkeit ist das Kleben direkt auf die Schmerzpunkte, ob auf Knie, Rücken, auf das Skelett, auf die Organe (von außen gefühlt) oder die Muskulatur. Die direkte Auflage von Pflastern auf diesen Stellen ist auch aus dem Taping bekannt. Durch die Kräuterextrakte wird zudem eine sehr gute Regenerationskraft, speziell bei Entzündungen erzielt.

Lunge 7 und 9 Akupunkturpunkte

Diese Punktekombination unterhalb der Hand, auf Höhe des Pulses, ist bei Erkältungen aller Art vorteilhaft.
Speziell für die Haut sind diese Punkte zu erwähnen, weil mit dieser Kombination das Wei-Qi (Immunsystem, Abwehrenergie, Hautoberfläche) reguliert und harmonisiert wird. Die Haut ist ja bekanntlich die Grenze von innen nach außen. Das Wei-Qi reguliert diesen Vorgang. Mit der Kombination dieser beiden Punkte wird das Abwehrenergiesystem harmonisiert. Die Anwendung kann einseitig geschehen, dann bitte auf der dominanten Seite (Rechtshänder rechts, Linkshänder links). Im Akutfall (z. B. Erkältung) sollten gleich beide Seiten mit je einem Pflaster beklebt werden.

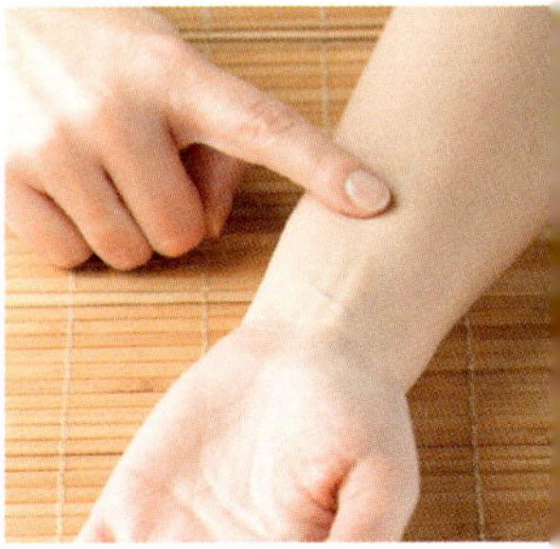

Massieren Sie immer konstant, leicht kreisend im und gegen den Uhrzeigersinn.

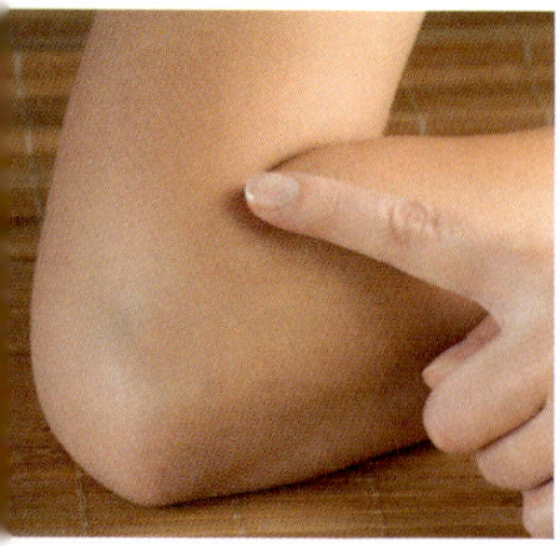

Der Punkt ist auch bei Allergien wichtig. Er ist zudem bei gereizter Haut, Hautausschlägen, Allergien und Juckreiz bedeutsam.

Dickdarm 11 – Punkt der 1.000 Insektenstiche

Der Punkt befindet sich direkt an der äußeren Falte des Ellbogengelenkes. Dazu den Ellbogen abwinkeln; am Ende der äußeren Falte ist der Punkt, der beklebt oder behandelt werden sollte. Am besten auf der dominanten Seite (Rechtshänder rechts, Linkshänder links) für mehrere Tage anwenden.

Immer wenn die Haut juckt, z.B. im Gesicht durch falsche Kosmetika reagiert bzw. eine Entzündung oder gar eine Allergie auf Produkte vorliegt, kann man an diesem Punkt akupressieren oder das Pflaster auflegen. Der Punkt kommt auch ganz allgemein infrage, wenn die Haut gerötet ist. Es muss also nicht erst jucken oder gar ein richtiger Ausschlag vorhanden sein. Allein schon die Rötung kann auf einen tiefer liegenden Infekt hinweisen.

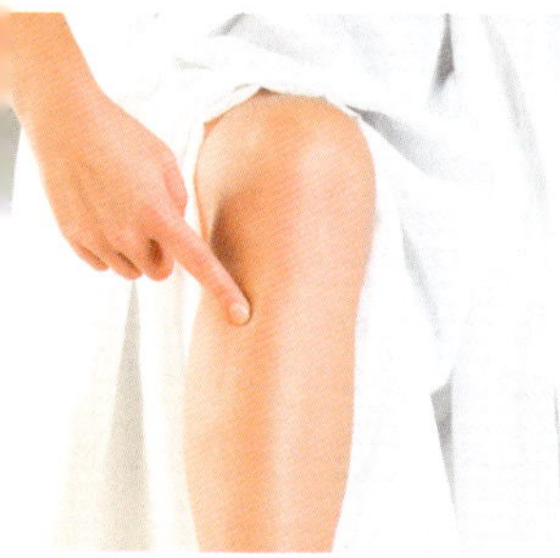

Durch ein erstarktes Magen-Qi können die Säfte (Blut) besser genährt werden.

Magen 36 – Göttlicher Gleichmut

Dies ist ein zentraler, wichtiger Energiepunkt. Damit steigert man seine Konzentrationsfähigkeit und stärkt das Energiegewinnungssystem. Und vor allem die Mitte (Magen-Milz-Energie) ist für alle Haltekräfte im Körper zuständig. Je stärker die Mitte, desto straffer die Haut!

Eine typische Mittenschwächung ist auch Cellulite. Allerdings gibt es hier einen Zusammenhang mit der Feuchtigkeit im Körper. Dies ist eine tückische Angelegenheit. Hier hilft vor allem eine Ernährungsumstellung. Aber durch das Kleben von *Magen 36* kann eine Regulation dieser Problematik wesentlich beschleunigt werden.

Herz 3 – Kleines Meer

Dieser Punkt auf der Innenseite des Ellbogens (also die Gegenseite zu Dickdarm 11) ist der Hauptpunkt der Lebensfreude. Dieser Meisterpunkt ist bei Depressionen sehr wichtig, aber vor allem ist er für alle Menschen unentbehrlich, deren

Shen (Geist, Emotionen) nicht im Gleichgewicht ist. Er kann das Innen wieder strahlen lassen.
Verwenden Sie diesen Punkt immer dann, wenn Ihre Strahlkraft nicht wirklich hoch ist. Eine sanfte Massage, aktivierende Wickel oder wie beschrieben die Vitalpflaster sind hier sehr wirkungsvoll. Vielen Menschen verleiht die Anwendung dieses Punktes ein sehr wohliges Gefühl. Übrigens kann jeder diesen Punkt behandeln.

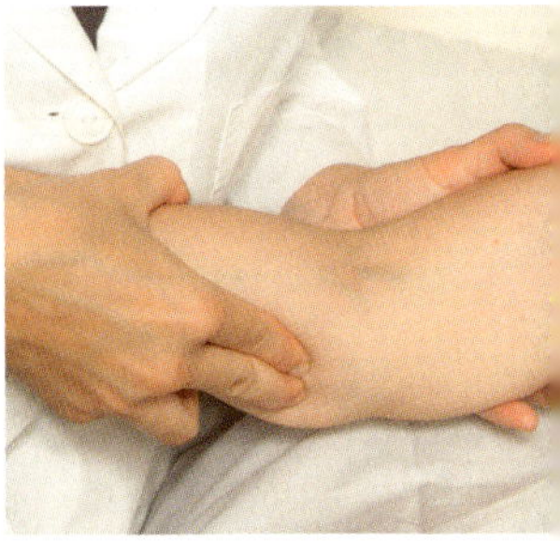

Herz 3: Gibt ein Gefühl der Sicherheit und Vertrautheit.

Leber 3 – Gallenblase 41

Eine wunderbare Punktekombination für alle Menschen, denen »eine Laus über die Leber« gelaufen ist. Die Kombination über Nacht geklebt, beruhigt die erzürnte Leber und lässt den Menschen tief und regenerativ schlafen. Gestresste Menschen, Hyperaktive, sogar Menschen, die unter Wut und Zorn leiden, können damit behandelt werden.
Die ideale Kombination ist zusätzlich durch Leber 8 (abgewinkeltes Knie, Ende der Innenfalte) zu kleben. Dann ist die Volateren-Funktion sprichwörtlich. Und natürlich gibt es auch hier keine störenden Nebenwirkungen.

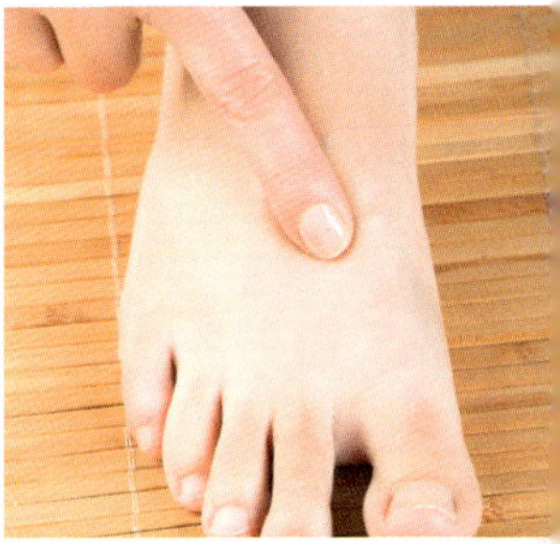

Der Punkt Leber 3 befindet sich auf dem Fußrücken in der Vertiefung zwischen erstem und zweitem Mittelfußknochen.

Niere 1 – Sprudelnde Quelle

Dieser Punkt wird ja ganz besonders häufig mit den Pflastern bearbeitet, da die klassische Anwendung bekanntlich das Kleben auf beiden Fußsohlen ist. Wichtig dabei ist, dass immer beide Fußsohlen beklebt werden, da neben dem Niere-1-Akupunkturpunkt vor allem die Reflexzonen über diese Stellen aktiviert werden. Daher wäre es sinnlos, nur eine Seite zu behandeln!
Der Punkt ist vor allem da, um den Säure-Basen-Haushalt zu regulieren, die körpereigenen Entgiftungsorgane zu aktivieren und durch die Nierenfunktion die Lebensweisheit und somit die Strahlkraft des Menschen zu erhöhen.

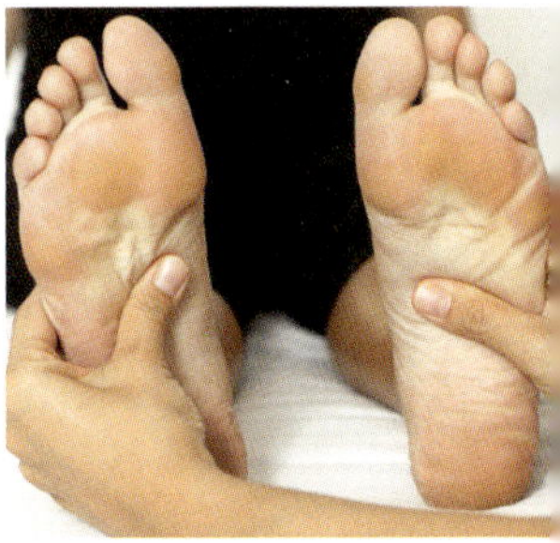

Die Niere 1 mitten auf der Fußsohle ist ein rein sedativer Punkt. Das heißt, er ist da, um auszuleiten.

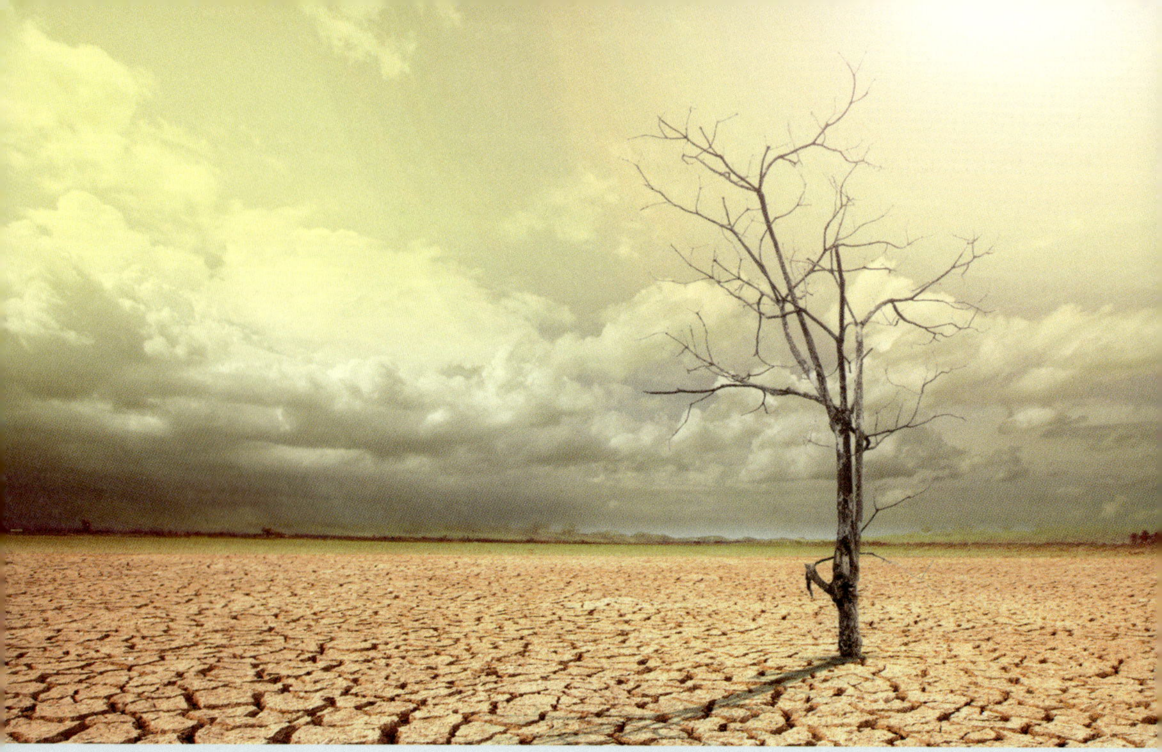

Die Hässlichmacher gehen um ...

Schön ist man, wenn man gesund ist! Die Harmonie in Yin und Yang ist die Basis für lang anhaltende Gesundheit. Und somit auch die Basis für Ihre Ausstrahlung und Ihre Schönheit. Dabei soll die Energie frei fließen können (Qi-Fluss).

Wieso ist das System dann immer wieder einmal nicht harmonisch ausbalanciert? Was ist der Grund, dass wir nicht in der Balance sind? Ist es eine schädliche Kosmetik? Eine Kosmetik, die uns krank macht?

Die Störer sind die sogenannten pathogenen, also krank machende Faktoren, die meist überraschend und entweder als Mangel oder im Übermaß auftreten.

Dabei unterscheiden wir:

- Sechs klimatische Faktoren (also Faktoren »von außen«)
- Sieben emotionale Faktoren (also Faktoren »von innen«)

Hier eine kurze Aufzählung:

Emotionale Faktoren sind besonders krank machend! Wir sollten auf unsere Gefühle achten!

Klimatische Faktoren

1 **Wind** – ist zuständig für plötzliche Schmerzen, Hautjuckreiz, Nackensteifheit, Niesen, Krämpfe

2 **Kälte** – bei allen kalten Invasionen, häufig bei Bauchschmerzen, wässeriger Durchfall, harte Verspannung der Muskulatur, kein Durst, in der Tiefe empfundene Schmerzen

3 **Sommer-Hitze** – hohes Fieber, übermäßiger Durst, Reizbarkeit, trockene Schleimhäute, stechender Kopfschmerz, Schwindelgefühl

4 **Feuchtigkeit** – Erschöpfung, Schweregefühl von Extremitäten und Kopf, dumpfe Schmerzen in Gelenken und im Kopf, Völlegefühl, trübe Körperabsonderungen (Schlacke), klebriger Stuhl, nässende Hautveränderungen, ausfallende Gewebe und Strukturen (Cellulite, Bierbauch)

5 **Trockenheit** – trockene Haut und Schleimhäute, Nasenbluten, Halskratzen, trockener Husten

6 **Hitze** – Fieber, Hitzeaversion (z. B. Klimakterium-Hitzewallung), gerötete Augen, Halsschmerzen, Unruhezustände bis hin zur Manie, gelbliche Körperabsonderungen, stinkender, brennender Stuhl, heiße Hautschwellungen und -juckreize

Emotionale Faktoren

1 **Zorn** – Reizbarkeit, Spannung am Rippenbogen, Mamma-Knoten, unregelmäßige Menstruation

2 **Freude (Erregung, Begierde)** – Gedächtnis-, Konzentrations-, Schlafstörungen, manisches Verhalten

3 **Sorge** – Spannungsgefühl im Thorax und/oder Oberbauch, oberflächliche Atmung, Appetitmangel, Blässe
4 **Grübeln** – Appetitmangel, Qi-Mangel
5 **Trauer** – leise Stimme, Stimmverlust, Brustbeklemmung, Blutmangel
6 **Angst** – leicht beunruhigt, häufig Angstzustände
7 **Schock** – Störungen des Geistes (Shen), Verhaltensauffälligkeiten, Sprachstörungen, Desorientierung

Es wäre zu umfangreich, jedes der Systeme in der Tiefe zu erklären. Vor allem die Zusammenhänge zwischen den Faktoren sind zum Teil doch sehr komplex.

Dennoch ist es spannend, sie einmal zu hören.
Machen Sie sich einfach Bilder. Wind, Hitze, Aggression, Wut … Zu jedem der pathogenen Faktoren vergegenwärtigen Sie sich am besten ein Bild. Erinnerungen helfen dabei. Dann sind Sie schon auf dem richtigen Weg.

Krankmacher können als Bild wahrgenommen werden, z. B. »Das habe ich kommen sehen …«

Hitze wird übrigens in der TCM zum Organsystem von Herz und Dünndarm gerechnet sowie mit dem Sommer. Also: Nehmen wir zum Beispiel Hitze. Denn übermäßige Hitze haben Sie sicher schon erlebt – vielleicht im Urlaub oder beim Spaziergang durch die Wüste. Was für ein Gefühl war das? Es war heiß, Ihr Körper hat gekocht, die Haut hat gebrannt, und Sie haben sich gefühlt wie der Fisch auf dem Trockenen.
Genau das ist Hitze in Ihrem Körper!
Hitze macht in Ihrem Körper viel kaputt. Entzündungen, Austrocknung, Energiestasen (Qi fließt nicht mehr) und vieles mehr gehen auf die Kappe von Hitze. Kühlen Sie bei Hitze sofort. Ob von der Sonne, wenn Sie sich verbrannt haben, oder einfach wenn's einmal zu warm ist. Zu viel Hitze oder Wärme ist schädlich.

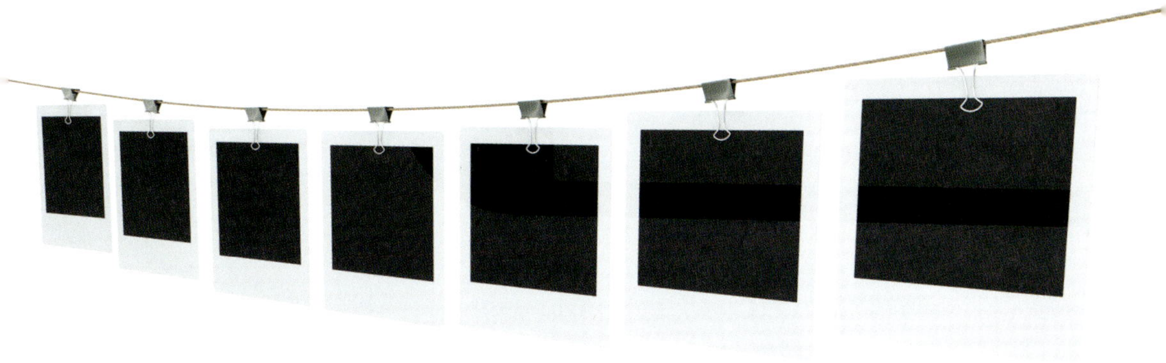

Nehmen Sie sich bei jedem Faktor Zeit, ein Bild vor Ihrem geistigen Auge erstehen zu lassen!

... Haben Sie ein Bild dafür?
Bildergalerie gefüllt?
Haben Sie ein paar gute (oder weniger schöne) Bilder und Emotionen?

Alle diese Faktoren haben einen direkten und vor allem indirekten Einfluss auf die Haut!
Sie können sich sicher vieles leicht vorstellen. Hier eine kleine Zwischenprüfung!

- Gerötete Haut (Juckreiz) – Hitze oder Kälte?
- Schuppige Haut – Trockenheit oder Feuchtigkeit?
- Knoten aller Art unter der Haut – Feuchtigkeit oder Trockenheit?
- Fahle, weiße Hautfarbe – Aggression oder Angst?
- Grobe Hautporen – Lungenhitze oder Lungenfeuchtigkeit?

Testen Sie Ihr TCM-Können! Es ist wirklich von Intuition geprägt.

Sicher waren Sie bei den emotionalen pathogenen Faktoren mehr herausgefordert als bei den klimatischen. Die klimatischen sind heute auch weniger relevant. Wer leidet noch unter Nässe, Hitze, Wind usw.? Wenn Sie nicht gerade als Bauarbeiter oder Feldarbeiter gezwungen sind, sich solchen Bedingungen auszusetzen, werden Sie sich im Falle eines Falles wohl einfach richtig anziehen und das Problem damit entschärfen.

Aber die Emotionen. Je feinfühliger und sozialer wir werden, desto anfälliger sind wir für Disharmonien.

Sprüche wie »das geht einem unter die Haut« oder »das juckt mich nicht« weisen auf die enge Verbindung von Haut und Psyche hin.

Ich verkneife es mir jetzt, hier noch eine Aufzählung von Hautproblemen wegen emotionaler pathogener Faktoren zu machen. Ich bin sicher, der Großteil der Hautprobleme geht heute auf die Rechnung emotionaler Ursachen! Sie sind also auch einer der Schlüsselfaktoren für eine schöne Haut, eine gute Ausstrahlung und damit für unseren Jungbrunnen.

Doch wann sind die Emotionen nicht harmonisiert?

Natürlich wenn das Shen getrübt ist. Und über das Shen (den Geist) haben wir uns ja bereits unterhalten. Einige emotional krank machende Faktoren kann man aber nicht einfach weglächeln. So z. B. Trauer und Schock. Doch die Verarbeitung und Auflösung dieser Blockaden und auch aller anderen Faktoren kann über das Shen geschehen. Wir können helfen, die Blockaden aufzulösen. Dafür gibt es professionelle Hilfe. Häufig reicht es aber auch schon, dass wir uns dessen bewusst werden. Das Bewusstsein hat eine gigantische Kraft. Es ist wichtig, das zu verstehen und zu erkennen. Dann kann unser Unterbewusstsein einen neuen Weg einschlagen. Diesen Schritt kön-

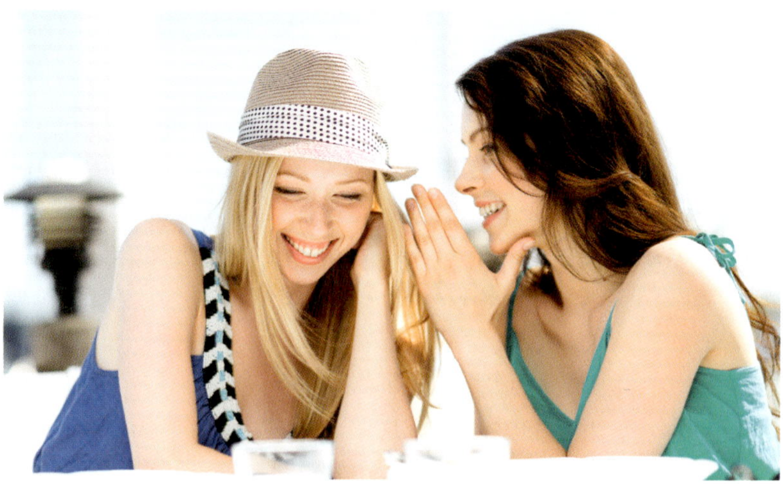

Frauen tauschen leichter Privates aus als Männer.

nen wir mit guten Absichten und möglicherweise auch mit guten Gesprächen unter Freunden unterstützen.
Frauen haben es da häufig leichter. Sie sind bereit, sich über Probleme zu unterhalten. Kürzlich hatten wir in einem Meeting das Thema Cellulite. Dabei wurde vorgeschlagen, eine Umfrage zu dem Thema zu machen. Ein Mann in der Runde meinte gleich: »Die Frauen werden doch nicht über ihre Problemzonen sprechen, da will doch niemand ehrlich sein.«
Ich war mir aber sicher, dass Frauen kein Problem haben, auch über heikle Themen zu sprechen. Wir entschieden uns dann, eine andere Umfrage zu machen: Wir haben 20 Damen gefragt, ob sie denn grundsätzlich bereit wären, sich zu Problemzonen wie z. B. Cellulite zu äußern. 20 von 20 haben ohne zu zögern ja gesagt. Ich hab mir dann die Freiheit genommen, 20 mittelalterliche Männer (also etwa 50 Jahre alt) zu fragen, ob sie denn bereit wären, über Harnträufeln und Prostata zu sprechen. Drei von 20 wollten Auskunft geben. Die anderen haben gleich abgewunken und gemeint: »So was habe ich nicht, ich hab keine Probleme, darüber spricht man nicht.«

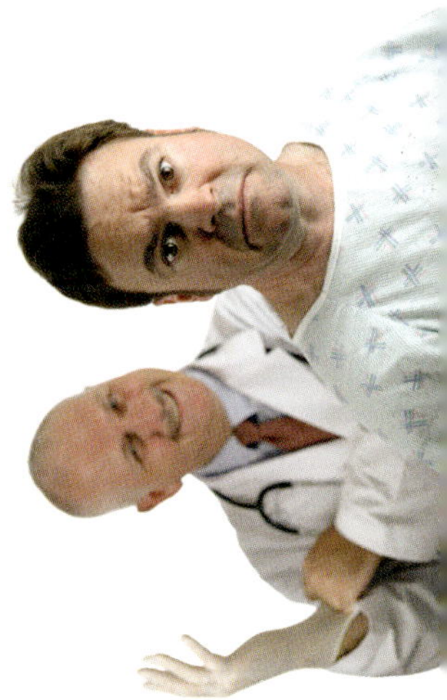

Liebe Frauen. Auch wir Männer sind entwicklungsfähig. Lassen Sie uns doch bitte einfach noch etwas Zeit. Die Evolution nimmt ihren Lauf.

Mir ist es wichtig, dass Sie verstehen: *Sie* sind die Quelle für die Veränderung Ihrer Gesundheit. Sie können Ihre Krankmacher beeinflussen! Es liegt an Ihnen – nicht an dem Onkel mit dem weißen Kittel. Der nimmt Ihnen höchstens den Baumstamm aus dem Fluss.
Erhöhen Sie die Kommunikation, trainieren Sie Ihre Spiegelneuronen, atmen Sie aktiv und tief und ernähren Sie sich mit Lebens-Mitteln! Und aktivieren Sie Ihr größtes Organ – Ihre Haut!

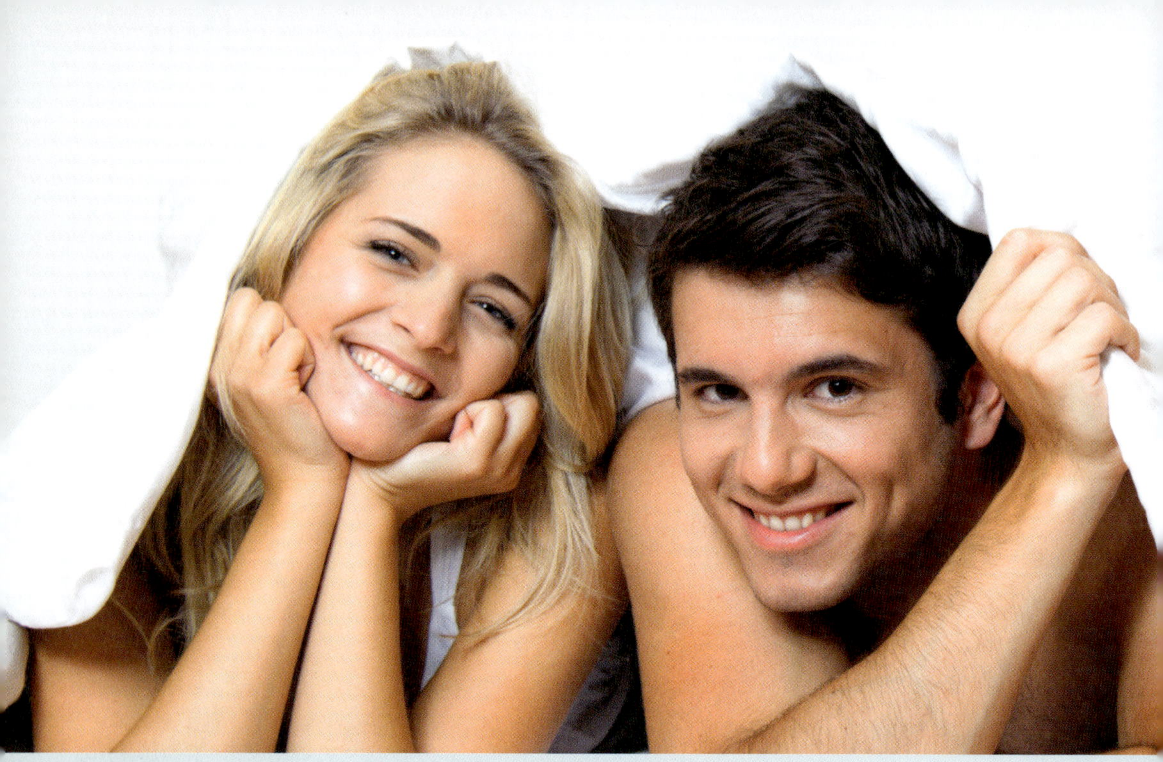

Kapitel 69: Sex macht schön ...

Die Schönheit ist die kleine Schwester der Gesundheit.
(Sprichwort aus der Traditionellen Chinesischen Medizin)

Schön SEIN, von innen heraus zu strahlen, zeigt, dass ein Mensch glücklich, zufrieden und harmonisch lebt.

Wer von innen her strahlt, zündet viele Lichter um sich herum an!
Das heißt, jeder Mensch, der sich befriedigt fühlt (nicht nur sexuell selbstverständlich!!! Aber das gehört genauso dazu), strahlt von innen heraus!

Sexualität ist eine Form von Energieaustausch und sollte Freude und Wohlgefallen bringen. Wenn es das tut, kann durch Sexualität sehr viel gute Energie (Qi-Fluss) gewonnen werden.

Sexualität belebt wirklich alle Sinne und Zellen in unserem Körper. Wir sollten sie aktiv, aber auch harmonisch leben. Leider sind wir von einer Erziehungsmethodik, die auf Religiosität aufgebaut ist, derart geblendet, dass es für viele Menschen eher ein Tabu oder ein Muss ist. Schade.

Wie schon früher beschrieben, wird unser Körper getränkt von Säften. Unsere Herz-Energie ist zuständig für die Bildung des Säftevolumens und die Reinheit der Säfte.
Sexualsäfte sind die energetisch stärksten Säfte überhaupt! Für eine gute Säfteherstellung benötigt unser Herz-Qi klare Säfte aus der Gewinnung der Mitte. Also viel Sauerstoff, Licht und vor allem gute Nahrung. Nahrung ist in Form von Lebens-Mitteln wichtig. Es ist entscheidend, dass wirklich vitale Nahrung unseren Körper versorgt.
Wenn diese klaren Säfte nun zum Herzen wandern (sinnbildlich natürlich, aus der Sicht der Energie-Heilkunde), kann das Herz daraus die Vitalsäfte erstellen. Aber nur, wenn das Shen harmonisch ist. Denn das Shen, also unser Geist, ist die Basis für ein gut fließendes Herz-Qi.

Im Yoga oder zum Beispiel bei der Technik der Fünf Tibeter werden verschiedene Möglichkeiten aufgezeigt, wie man die Energie des Sexualchakras auf den Körper umleiten kann. Ohne dass dabei Sexualität praktiziert werden muss. Diese Kraft gilt als der eigentliche Jungbrunnen.

Nun wissen Sie, was Shen ist, und wie es harmonisiert werden kann. Sie kennen jetzt den Zusammenhang zwischen einem

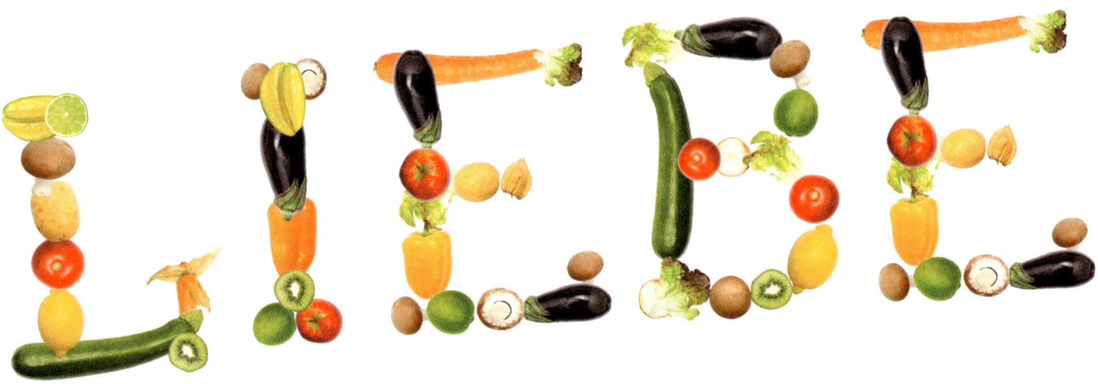

harmonischen, guten Geist (Shen – Liebe) und der Sexualität. Fließt Shen gut, können Sexualsäfte erstellt werden. Ob sie nun in Form von Sexualität gelebt und gebraucht werden oder einfach als Energiequelle für Ihren Jungbrunnen, bleibt jedem selbst überlassen!

Natürlich gibt es noch viele weitere Möglichkeiten, gute Energie zu tanken und seine Zellen voller Strahlkraft zu füllen. Immer, wenn Sie im Jetzt sind und weder Trübsal blasen wegen der Vergangenheit noch Angst wegen der Zukunft schüren, tanken Sie direkt auf.
Eckhart Tolle hat uns mit seiner Lehre »Jetzt« aufgezeigt, wie wenig man braucht, um in Harmonie zu leben. Allein schon der Gedanke an »es war« oder »wie könnte es sein« bringt den Energiefluss ins Ungleichgewicht.

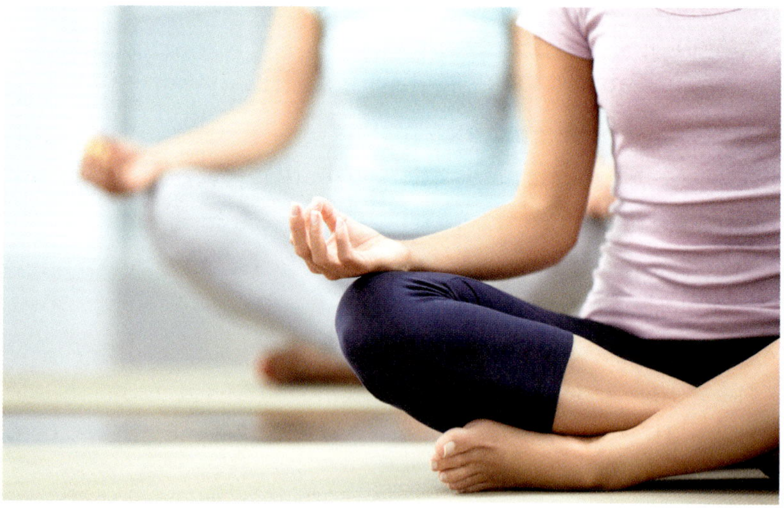

Das Sexualchakra ist eine Energiereserve. Man kann auf verschiedene Weise daraus tanken.

Menschen mit einer tollen Ausstrahlung, die wirklich von innen heraus schön sind, haben ihren Jungbrunnen in sich gefunden. Sie leben im Jetzt. In dem Moment, in dem sie strahlen, leben sie gerade aktiv und verschwenden keine Zeit an früher oder später.

Energiegewinnung aus dem Sexual-Chakra

In meinem Buch »Mehr Power und Erfolg mit den Fünf Tibetern« beschreibe ich eine spezielle Atemtechnik, um die Energie des Sexual-Chakras nach innen zu aktivieren. Es wird auch geheimnisvoll der »Sechste Tibeter« genannt. Mit Tibet hat das zwar nichts zu tun, aber die Übung verhilft zu sehr viel Energie, und sie kann täglich angewendet werden.

»In einem ausgeglichenen Leben beeinflussen sich Geist, Körper und die Natur. Wenn du nur eines vernachlässigst, vernachlässigst du alles.«
Meister aus dem Shaolin-Kloster, China

Ich empfehle eine Pause zwischen den einzelnen Übungen von mindestens vier Stunden. Direkt nach der Übung sollte kein sexueller Austausch stattfinden, da die Energie des Sexual-Chakras aktiv nach innen gerichtet ist. Nicht dass ein körperlicher Schaden entstehen könnte, aber die Übung würde dann ihre Wirkung verlieren.

Die Übung

- Stellen Sie sich hüftbreit, am besten barfuß, mit der Wirbelsäule aufgerichtet und entspannt hin.
- Atmen Sie aus. Beugen Sie dabei den Oberkörper langsam nach vorn, und knicken Sie in der Hüfte ein.
- Den Oberkörper ganz nach unten fallen lassen, die Luft komplett aus den Lungen pressen – mit *Ahhh* fertig ausatmen – nicht mehr einatmen.
- Den Oberkörper ausgeatmet wieder aufrichten, die Hände in die Hüften stemmen und die Schultern nach oben drücken.
- PC-Muskel (Schambein-Steißbein-Muskel) anspannen und dabei den Sog nach oben spüren.
- Die Atemnot bewusst aushalten, geschehen lassen ...
- Vor dem Einatmen den Bauch entspannen, da sonst unangenehme Nebenwirkungen (z. B. Kopfschmerzen) auftreten können.

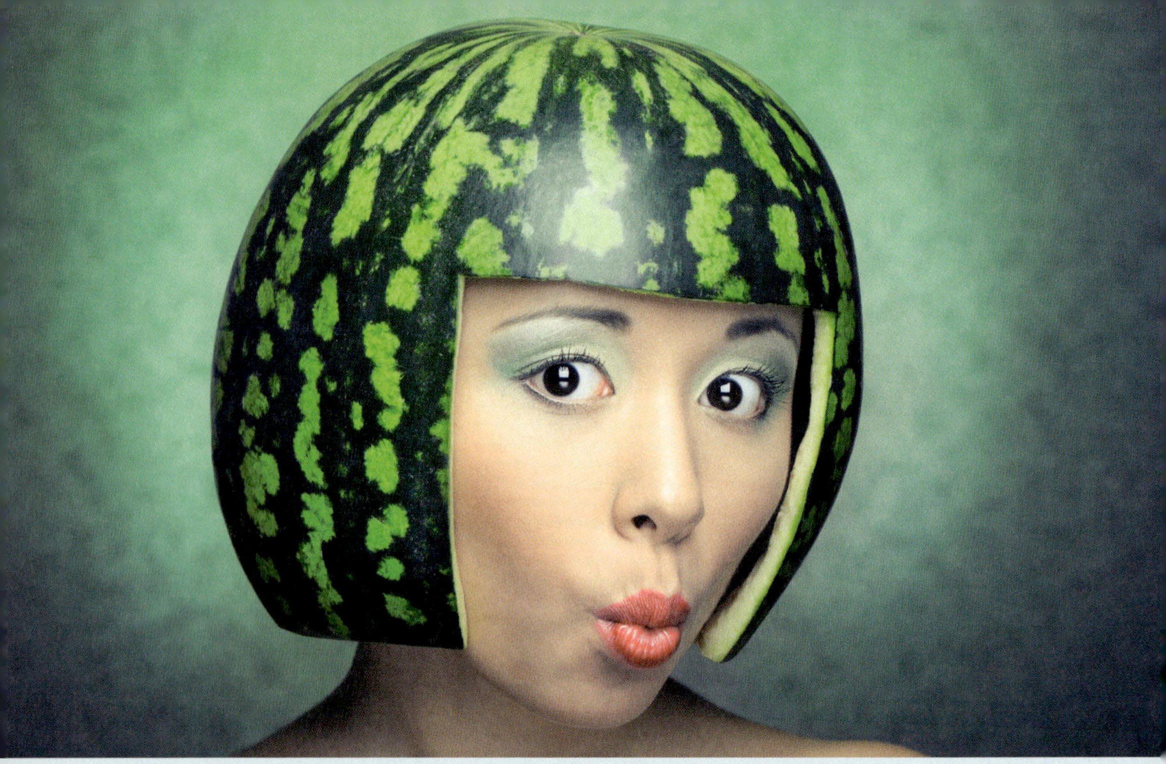

Sag mir, was du isst, ...

... und ich sage dir, wie du aussiehst

Über Ernährung, Säure-Basen-Balance und vieles mehr lesen Sie am besten im Buch »*BodyReset* – Das Erfolgsprogramm« nach. Auch die Anleitung für viele, wirklich sehr schmackhafte Rezepte finden Sie in »*BodyReset* – Das Kochbuch«. Jacky Gehring hat das darin wirklich ausführlich beschrieben und gibt viele, sehr wertvolle Hinweise und Anleitungen. Welche Funktion hat nach der Energielehre die Ernährung? Lassen Sie mich eine Brücke schlagen von den Organen und der Ernährung bis direkt zur Haut. Grundsätzlich empfiehlt die TCM reichlich leicht gegartes Getreide und Gemüse sowie frische Früchte. Diese Lebensmittel haben direkte Wirkung auf die Haut.

Die Organzeiten

Ja, aber was sind denn die Organzeiten?

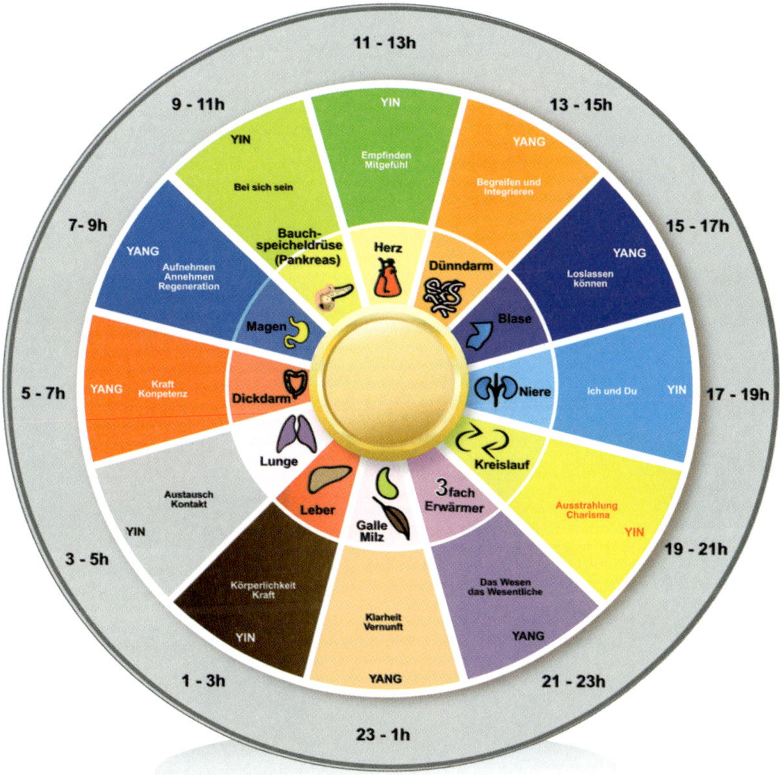

Jedes Organ durchläuft einmal täglich eine Hochenergiephase.

Jedes Organ (also Lunge, Magen, Milz usw.) hat eine spezielle Aufgabe. Natürlich ist sie rein medizinisch, biologisch leicht zu definieren. Das Herz pumpt, die Leber entgiftet, der Magen verdaut.

Jedem Organ wird aber eine dirigierende Aufgabe zugeschrieben. So hat das Herz die Aufgabe, Säfte (Xue) zu bilden und es ist Sitz des Shen (Geistes). Die Leber ist für die Säfteregulation zuständig und herrscht über die Emotion Wut und Zorn. Der Magen wandelt die Nahrungsenergie (Gu-Qi) und spaltet somit das von außen in den Körper Gelangende ins Feinstoffliche um. Und so weiter.

Organzeiten und die Elemente mit ihren Funktionen nach der Traditionellen Chinesischen Medizin

Hier finden Sie nun eine Aufstellung der Energieorgane, ihre Grundfunktionen, ihre spezielle Organzeit und die Antwort auf die für Sie wichtigsten Fragen:
Welche Rolle spielt die Ernährung zu bestimmten Organzeiten für diese Organe – und was bedeutet das für unsere Schönheit, unseren Jungbrunnen und speziell für unsere Haut?

Organzeit	Element und Energieorgane	Hauptfunktionen
07.00–11.00 Uhr	Element: Erde Organe: Magen/Milz Die Mitte	Wandlung der Nahrungsenergie (Gu-Qi) in klare Säfte für die Säfteerstellung (z. B. Blut) später im Herzen. Die Haltekraft des Körpers liegt in der Mitte (Gefäßkraft, Körperhaltung, Ausstülpungen etc.).
11.00–15.00 Uhr	Element: Feuer Organe: Herz/Dünndarm	Die Herzenergie ist für die Säfteherstellung zuständig (z. B. Blut, Sexualsäfte, Lymphflüssigkeit). Sitz des Geistes (Shen) für alle Emotionen (z. B. Liebe)
15.00–19.00 Uhr	Element: Wasser Organe: Blase/Nieren	Sitz der Lebensenergie (Jing). Sie ist unterteilt in vorgeburtliche und geburtliche Substanz. Die vorgeburtliche ist gegeben und endet mit dem Tode, die geburtliche kann aufgebaut werden und ist zuständig für unser Altern. Sitz unserer Weisheit

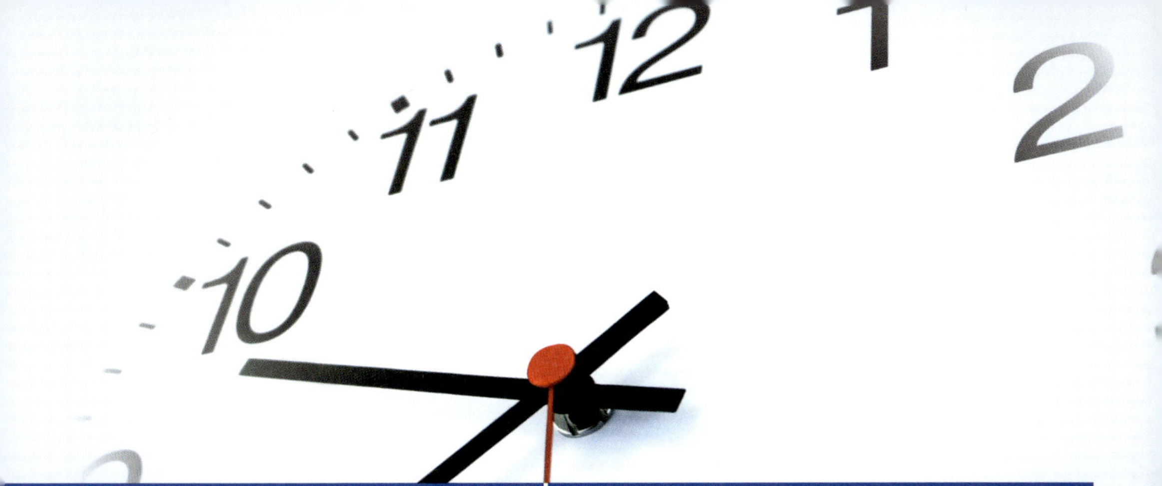

Probleme, Disharmonien	Auswirkungen auf die Haut
Zu viel Feuchtigkeit in der Nahrung (Zucker, Weißmehl, Alkohol etc.), dadurch gelangen trübe Säfte nach oben, anstatt dass sie ausgeschieden werden.	Es kommt zu Feuchtigkeit, Schlacke im Blut und in der Bindehaut, einer Schwächung des Haltesystems Fazit: Ödeme, Einlagerungen aller Art unter der Haut, Cellulite.
Wenn die Säftegewinnung schlecht ist, gelingen die Unterversorgung des Körpers und der Abtransport von Stoffwechselabfällen nicht richtig, Folgen sind Vergiftung, Überhitzung etc. Wenn Shen (Geist) instabil ist, entstehen emotionale Krankheiten.	Schlechte Blutgewinnung und Stagnation führen zu Unreinheiten, Juckreiz, Überhitzung und auch zu Hitzewallungen. Wenn das Shen nicht harmonisch ist, strahlen die Augen und die Haut nicht.
Jing (geburtliche Energie) wird durch falsche Lebensweise zu schnell aufgebraucht und kann nicht genügend regenerieren. Deshalb wird die vorgeburtliche Energie zu schnell verbraucht, wir (Haut, Körper) altern schneller und sterben früher.	Wenn das Jing nicht regenerieren kann, wird die Haut fahl und leblos. Die Kraft und Energie des Körpers geht zurück, und wir welken.

Organzeit	Element und Energieorgane	Hauptfunktionen
19.00–23.00 Uhr	Element: Feuer (zweites System) Organe: Perikard (Herzbeutel) und San Jiao (Dreifacherwärmer)	Die Organzeit am Abend regelt die Stoffwechselumstellung von Zuckerstoffwechsel auf Fettstoffwechsel. Um 21.00 Uhr ist typischerweise die Tiefenenergiephase des Körpers. Nach 23.00 Uhr sind viele Menschen dann wieder fit und aktiv.
23.00–03.00 Uhr	Element: Holz Organe: Gallenblase/Leber	Die Entgifter regulieren in der Nacht die Säfte (Reinigung, Einstellung, Erholung) und herrschen über die Emotion Wut/Zorn.
03.00–07.00 Uhr	Element: Metall Organe: Lunge/Dickdarm	Das ganze Element Metall ist für den Austausch zuständig. Die Aufgabe der Organe ist Aufnahme und Abgabe (Entsorgung). In Lunge und Dickdarm ist auch der Sitz des Wei-Qi (Immunsystem, Abwehrenergie), der Grenze von außen und innen. Das eigentliche Repräsentanz-Organ ist die Haut!

Probleme, Disharmonien	Auswirkungen auf die Haut
Funktioniert die harmonische Umstellung nicht, verbrennt der Körper fast ausschließlich Zucker (Glykolyse) und kaum oder kein Fett. Der Stoffwechsel wird belastet (Leber-Wut-Zorn entsteht), und Giftstoffe in Fetten werden nicht ausgeschieden.	Häufig ist das Verhältnis Zucker- und Fettstoffwechselaktivität 9:1. Dadurch kann Schlacke in Form von Fett nicht umgewandelt werden. Somit deponiert die Haut jahrelang Toxine und Schlacke in der Bindehaut.
Die Leber ist das am meisten geforderte Organ heutzutage. Äußere Einflüsse wie Stress, Druck, Mobbing, Psychoterror, Angst, aber auch innere Einflüsse wie Fast Food, Rauchen, Alkohol, Elektrosmog führen zur pochenden Leber und damit zur unweigerlichen Disharmonie des gesamten Energiesystems.	Entzündungen und Rötungen aller Art gehören zur Energie der erzürnten Leber. Wenn die Blutreinigung nicht richtig funktioniert, kommt es zu Unreinheiten auf der Haut.
Der Dickdarm verschlackt gerne durch falsche Ernährung und zu wenig Bewegung. Das Lungen-Qi ist anfällig auf Überhitzung und Verschlackung. Das Immunsystem wird schwach – Allergien, Immunerkrankungen, Trägheit machen sich breit.	Die Haut ist das Spiegelbild des Darmes. Deshalb ist ein intakter, trainierter und entschlackter Darm für die Haut zwingend. Die Lunge zeigt sich in Form der Feuchtigkeit auf der Haut: Trockene, rissige, faltige Haut zeigt Hitze im Lungen-Qi.

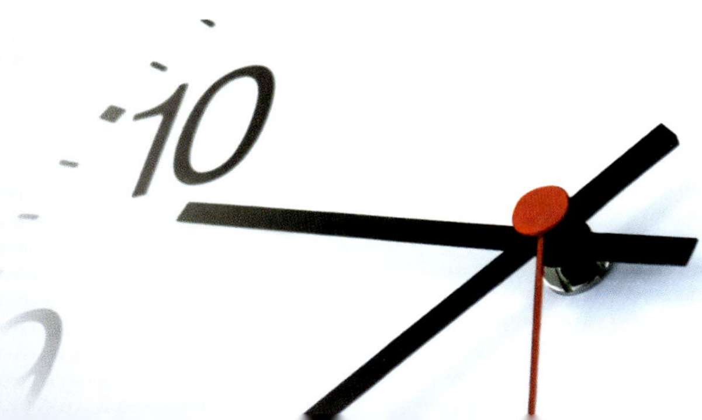

Wann ist welche Mahl-»Zeit«?

Welche Nahrung sollen wir denn zu welcher Zeit einnehmen? Wie schon gesagt, die beste Anleitung finden Sie im Buch »*BodyReset* – Das Erfolgsprogramm«.

> **Ich zeige Ihnen hier nur, was Sie zu einigen Organzeiten wirklich meiden sollten.**

Natürlich sind das immer nur Empfehlungen, denn wie immer im Leben macht die Menge das Gift. Wenn ich empfehle, abends keine konzentrierten Kohlenhydrate zu essen, und Sie haben aber gerade jetzt unbändige Lust auf Schokolade, dann essen Sie ein Stückchen oder zwei. Das muss dann aber reichen. Die Menge macht das Gift. Ihren Hunger stillen Sie am Abend mit anderen Nahrungsmitteln.

»Heißhunger auf Süßigkeiten gehen fast immer mit einem instabilen Blutzuckerspiegel einher.«
Jacky Gehring

07.00–11.00 Uhr, Magen-Milz-Erde-Zeit

An und für sich ist das die beste Zeit, richtig zu essen. In dieser Hochenergiephase der Nahrungsgewinnung darf man essen.
Aber auch hier empfiehlt sich die Kombination nach *BodyReset.*

11.00–15.00 Uhr, Herz-Dünndarm-Feuer-Zeit

In dieser Phase sollte emotional gegessen werden.
Das heißt, streicheln Sie Ihr Shen (Geist), Ihre Liebe mit einem schönen, gepflegten und auch optisch ansprechenden Essen. Lassen Sie sich in dieser Phase Zeit zum Essen und genießen Sie anschließend die Ruhe! Fast Food und hektisches Essen sind der Todesstoß für Ihre Emotionen. Immer – aber ganz, ganz besonders um die Mittagszeit.

15.00–19.00 Uhr, Blase-Niere-Wasser-Zeit

Hier sollten Sie viel trinken. Ich empfehle Ihnen Kräutertees. Damit das Depot des Yin (Lebensenergie) gefüllt werden kann. Um diese Stunde kann salzarme Nahrung genossen werden, aber nur in Maßen.

19.00–23.00 Uhr, Perikard-San-Jiao-zweite-Feuer-Zeit

Hier ist es wichtig, den Zuckerstoffwechsel nicht anzukurbeln. Alle konzentrierten Kohlenhydrate sind hier absolut tabu! Kein Zucker und Alkohol. Natürlich macht auch hier die Menge das Gift. Allerdings reagiert der Zuckerstoffwechsel sehr fein. Wenn nötig, ein- bis zweimal pro Woche abends auch einmal etwas Süße, dafür sollten die restlichen fünf bis sechs Abende wirklich frei von Zucker bleiben. Auch Fett sollte am Abend gemieden werden. Ideal sind eiweißhaltige Mahlzeiten. Vor allem empfehle ich abends einen den Zucker-Fettstoffwechsel ausgleichenden Abendtee.

Fast Food und Hektik sind der Todesstoß für die Energieaufnahme.

23.00–03.00 Uhr, Gallenblase-Lunge-Holz-Zeit

Hier essen Sie ja kaum mehr. Ich empfehle so spät abends vor allem Kräutertees in Form von Abendtees zu genießen. Keinen Schwarz- oder Grüntee natürlich. Wenn Sie die Zeit von 19 bis 23 Uhr von Zucker und Fett frei gehalten und einen schönen Abendtee getrunken haben, wird sich die Leber wirklich gut erholen können. Sie schlafen tief und regenerieren wunderbar.

03.00–07.00 Uhr, Lunge-Dickdarm-Metall-Zeit

Wenn abends ein guter Abendtee getrunken wurde, kann die Lunge jetzt Energie und die notwendige Feuchtigkeit auftanken. Für den Dickdarm empfehlen wir tagsüber genügend L(+)-Bakterien in Form von Vitaldrinks einzunehmen. Damit kann der Darm vor allem hier in der Nacht während der Ruhephase regenerieren.

Wichtiger Hinweis
Das vorliegende Buch ist sorgfältig recherchiert und erarbeitet worden.
Die Inhalte basieren auf den Erkenntnissen und Erfahrungen in der Praxis des Autors.
Dennoch erfolgen alle Angaben ohne Gewähr.
Weder Autor noch Verlag können für eventuelle Nachteile oder Schäden, die aus den im Buch gegebenen praktischen Hinweisen resultieren, eine Haftung übernehmen.

Impressum

Ein Imprint der Weltbild Verlag GmbH, Schweiz, Industriestraße 47, CH-4609 Olten
ISBN 978-3-03812-511-2

Producing: Josef K. Pöllath, Dachau
Redaktion: Friederike Lutz, München
Layout, DTP und Bildredaktion: Lydia Kühn, Aix-en-Provence, Frankreich
Umschlag: Lydia Kühn
Umschlagbild: © **fotolia** Nobilior

Besuchen Sie uns im Internet:
www.weltbild.ch www.weltbild.de www.weltbild.at www.bodyreset.com

Bildnachweis

© **fotolia** U2, 20: ra2 studio; U2, 24. bilderzwerg; U3, 102: carol_anne; 2: Kurhan; 4, 10: Konstantin Yuganov; 4, 26: liveostockimages; 5, 68: Romario Ien; 5, 98, 116: Gina Sanders; 8: Dmitry Naumov; 12: byheaven; 14: Ariwasabi; 16: Edler von Rabenstein; 19: Illimity; 22: Olga Galushko; 23: Subbotina Anna; 28: Schlierner; 31: BlueSkyImages; 32: Zffoto; 34: xalanx; 35: Iurii Sokolov; 36: Fotokon; 37: Dmitriy Melnikov; 38: imageegami; 40: Igor Yaruta; 41: Angela; 42: Erica Guilane-Nachez, sriba3; 43: Gulien Diavel; 44: scrapimg; 45: Jürgen Werke; 46: Michael Chamberlin; 47: viperagp; 48: lily; 50: Maxim Lavrov; 52: auryndrikson; 53: successo, Bernd S.; 54: Christa Eder; 55: Eve, Elenathewise, mythja; 56: Printemps, desk006; 57: luisapuccini, Jean-Marie Polese; 58: Africa Studio; 59: monticellllo; 70: Albix; 71: tournee; 73: B. Wylezich; 74: jorgophotography; 75: surachai; 77: Köpenicker; 78: karandaev; 80: Igor Mojzes; 82: goodluz; 84: Perry; 86: Dmitry Ersler; 87: dfikar; 88: Andres Rodriguez; 90: Schlegelfotos; 92: ra2 studio; 93: T. Michel; 94: kostrez; 95: Robert Kneschke; 96: Murat Subatli; 100: Firma V; 100, 121: yvart; 103: Albachiaraa; 104: Arûnas Gabalis; 107, 108, 109: Monika Wisniewska; 109: saap585, Adam Gregor; 110: scottchan; 113: typomaniac; 114: Syda Productions; 115: Lisa F. Young; 117: Miriam Dörr; 117: Deklofenak; 120: Igor Kovalchuk; 125: Stauke © **Illustration** 97: Lydia Kühn

Register

Anzeige

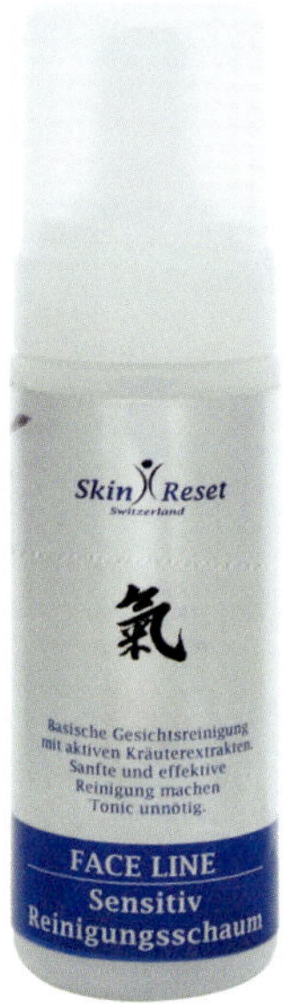

SkinReset®

Bambus Reinigungsschaum

Der Reinigungsschaum besteht aus einer exklusiven Mischung hochwertiger Kräuterextrakten, welche die Haut schonend, aber überaus effektiv reinigt. Er beseitigt Make Up und dekorative Kosmetik und spendet auf natürliche Weise Feuchtigkeit.

- ✓ Der zarte Schaum balanciert und entspannt die Gesichtshaut.
- ✓ Hautreparierende Eigenschaften wirken beruhigend auch bei irritierter Haut.
- ✓ Das Ergebnis ist ein Hautgefühl von Frische und Reinheit.

Die Asiatische Regenerationsphilosophie beruht auf drei Säulen.
1. Reinigen, 2. Nähren und 3. Balancieren.

Für das Nähren und Balancieren sind die verschiedenen Bambuscremes und Lotions von *SkinReset* zuständig. Aber bevor etwas genährt und ausbalanciert werden kann, muss zuerst gereinigt werden.

Der Bambus Reinigungsschaum ist nicht nur hoch effektiv bei der porentiefen Reinigung und Beseitigung von MakeUp und dekorativer Kosmetik. Es balanciert und entspannt die Haut schon vor der Creme und lässt auch ohne Tonikum die Hautporen weit öffnen, damit die anschliessende Creme tief eindringen kann. Durch die Inhaltstoffe ist der Reinigungsschaum auch hautreparierend und schonend, auch bei irritierter Haut.

Unter anderem werden verwendet: Bambus, Edelweiss, Ringelblume, Kamille und vieles mehr.

Erhältlich im ausgewählten Fachhandel.